全国中医药行业高等教育"十四五"创新教材

中医临床能力综合实训

（供中医学类、中西医结合类专业用）

主 编 李 明 王 琳

全国百佳图书出版单位

中国中医药出版社

·北 京·

图书在版编目（CIP）数据

中医临床能力综合实训 / 李明，王琳主编 . —北京：
中国中医药出版社，2022.1（2024.5 重印）
全国中医药行业高等教育"十四五"创新教材
ISBN 978-7-5132-7251-3

Ⅰ.①中… Ⅱ.①李…②王… Ⅲ.①中医学临床—
高等学校—教材 Ⅳ.① R24

中国版本图书馆 CIP 数据核字（2021）第 214766 号

中国中医药出版社出版

北京经济技术开发区科创十三街 31 号院二区 8 号楼
邮政编码　100176
传真　010-64405721
廊坊市祥丰印刷有限公司印刷
各地新华书店经销

开本 787×1092　1/16　印张 10.5　字数 181 千字
2022 年 1 月第 1 版　2024 年 5 月第 5 次印刷
书号　ISBN 978 – 7 – 5132 – 7251 – 3

定价　42.00 元
网址　www.cptcm.com

服 务 热 线　010-64405510
购 书 热 线　010-89535836
维 权 打 假　010-64405753

微信服务号　zgzyycbs
微商城网址　https://kdt.im/LIdUGr
官 方 微 博　http://e.weibo.com/cptcm
天猫旗舰店网址　https://zgzyycbs.tmall.com

如有印装质量问题请与本社出版部联系（010-64405510）

全国中医药行业高等教育"十四五"创新教材

《中医临床能力综合实训》编委会

编写说明

为深入实施国务院办公厅《关于加快医学教育创新发展的指导意见》（国办发〔2020〕34号）和教育部、国家卫生健康委员会、国家中医药管理局《关于深化医教协同进一步推动中医药教育改革与高质量发展的实施意见》（教高〔2020〕6号），全面贯彻党的教育方针，落实立德树人根本任务，培养具有救死扶伤的道术、心中有爱的仁术、知识扎实的学术、本领过硬的技术的中医药临床人才，推进健康中国建设，在山东中医药大学本科教学指导委员会指导下，山东中医药大学经过广泛调研并根据经年累月的临床教学管理经验，组织全国部分兄弟院校和30多所临床教学基地、10余位专家编写了《中医临床能力综合实训》教材。

本教材根据国家医师资格考试的标准和发展趋势，结合目前高等中医药院校教材、教学实际与人才培养方案对学生临床实践能力的要求，旨在强化学生基本知识、基本理论、基本技能和基本职业素养。教材主要适用于中医学类、中西医结合类专业五年制和八年制学生开展临床综合技能培训，也是广大从事中医、中西医结合临床工作人员的参考书籍。教材重在培养学生临床技能及临床思维，通过学习，掌握临床关键诊疗技术及思维方法，树中医思维，强临床技能。

本教材主要以临床实训能力教学为切入点，在课程内容、培训方式等方面与国家医师资格考试中医类别实践技能考试、中医学类专业（本科）水平测试等相衔接，为后续的学习及以后的应用打下基础。教材共包含中医四诊操作、针灸技能操作、推拿技能操作等11个实训项目，具体编写分工为：实训一由徐琬梨、荣远航编写，实训二由李铁浪、杨佃会编写，实训三由王琳编写，实训四由李明、刘红燕编写，实训五由马小顺编写，实训六由李先强编写，实训七由宋胜强编写，实训八由李明编写，实训九由张宏萌、谭颖编写，实训十由李先强编写，实训十一由杨艳平编写。本教材构建了与理论教学内容既密切联系又相互独立的临床实践教学体系，建立起以学生为主体，以学生自我学习和训练为主的开放式的实践教学架构。

本教材作为山东省教育科学"十四五"规划课题成果（课题编号：2021ZC036）之一，虽然涉及内容广泛，但可借鉴经验有限，欠妥之处请读者及同仁不吝赐教，以便再版时修订提高。

《中医临床能力综合实训》编委会
2023 年 3 月

目　录

实训一　　中医四诊操作 ▷▷▷▷

项目性质： 综合操作训练。

项目学时： 4 学时。

目的要求： 熟练掌握望、闻、问、切四诊操作。

分组说明： 每组 10 人，相互进行四诊操作训练。

教学内容： 1.诊脉的部位及方法，通过脉诊仪判断常见脉象。

2.通过提供的咳嗽声音及面、舌图片，做出中医诊断。

教学方式： 老师操作示范后，学生独立操作，老师可进行指导及点评。

仪器设备： 脉象训练系统。

第一节　问　诊

在询问患者病情时，医生要善于围绕患者的主要病情，进行有目的、有步骤的询问，既要重点突出，又要全面了解，以免遗漏病情。此外，不可凭个人主观意愿去暗示和诱导患者，语言应通俗易懂，切忌使用患者听不懂的医学术语，以避免所获病情资料片面或失真，影响正确的诊断。

一、问诊的内容

（一）一般情况

一般情况主要包括姓名、性别、年龄、婚姻状况、民族、职业、籍贯或出生地、现住址等。

（二）主诉

主诉是患者就诊时所陈述的最感痛苦的症状、体征及持续时间。

患者在陈述其症状时可能是凌乱而主次不清的，因此，医生问诊时，要善于抓准主诉，将其所包括症状（一般由一个或相互关联的两三个症状组成）的部位、性质、程度、时间等询问清楚，用简洁、精练的文字予以归纳并记录（一般不超过20字）。

（三）现病史

现病史是指患者所主诉的疾病，从起病到此次就诊时的发生、发展、变化过程及诊治经过。

1. 起病情况　起病情况主要包括发病的时间、起病缓急、可能的病因和诱因、最初的症状及其特点、当时曾做过何种处理等。

2. 病变过程　病变过程是指患者从起病到就诊时的病情发展变化情况。

3. 诊治经过　诊治经过是指患者患病后至此次就诊前所接受过的诊断与治疗情况。

4. 现在症状　现在症状是指患者就诊时所感受到的所有痛苦和不适的症状表现，是问诊的主要内容。

（四）既往史

既往史是指患者的平素身体健康状况及除主诉所叙述的疾病以外的其他患病情况。

（五）个人史

个人史包括生活经历、饮食起居、精神情志、婚育状况。

（六）家族史

询问与患者有血缘关系的直系亲属及与本人生活有密切关系的亲属的健康与患病情况，有助于某些遗传性疾病和传染性疾病的诊断。

二、问现在症

（一）问寒热

1. 寒 即怕冷。

（1）恶寒：得衣被取暖，不能缓解，多为表证。

（2）畏寒：得衣被取暖，可以缓解，多为里证。

2. 热 即发热。

（1）体温升高。

（2）自觉发热。

3. 恶寒发热 恶寒与发热同时出现，多为表证。

4. 寒热往来

（1）寒热交替出现，多为半表半里证。

（2）发有定时，多为疟疾。

（3）发无定时，多为少阳病。

5. 但寒不热 里寒证（包括实寒、虚寒）。

6. 但热不寒 里热证（包括实热、虚热）。

（1）壮热：高热（体温在39℃以上）持续不退，多为实热证（阳明经证、气分证）。

（2）微热：低热（一般38℃以下），可见于阴虚、血虚、气虚、气郁。

（3）潮热：按时发热或按时热势加重。

1）阳明潮热：日晡（申时，15:00～17:00）热甚（伴便秘、腹满痛），多为阳明腑实证。

2）阴虚潮热：下午或夜间低热（伴盗汗、五心烦热等），多为阴虚证。

3）湿温潮热：午后热甚（伴身热不扬），多为湿温病。

（二）问汗

1. 表证

（1）有汗：表热证、表虚证。

（2）无汗：表寒证、表实证。

2. 里证

（1）自汗：醒时经常汗出，活动后尤甚，多为气虚证、阳虚证。

（2）盗汗：睡时汗出，醒则汗止，多为阴虚证。

（3）战汗

①先恶寒战栗而后汗出，多为正邪剧争。

②汗后热退脉静，多为正胜邪退。

③汗后身热脉躁，多为邪盛正衰。

（4）绝汗

①危重患者汗出不止。

②凉、稀、淡：亡阳之汗。

③热、黏、咸：亡阴之汗。

（5）黄汗：湿热。

3. 局部汗出

（1）头汗（但头汗出）：上焦有热、中焦湿热、虚阳上越。

（2）半身汗出：多见于痿证、中风及截瘫者。

（3）手足汗出：湿热、实热、虚热。

（4）心胸汗出：多见于虚证。

（三）问疼痛

1. 疼痛的机制

（1）不通则痛：邪气阻滞，气血不通，多为实证。

（2）不荣则痛：正气不足，机体失养，多为虚证。

2. 疼痛的性质

（1）胀痛：疼痛而胀。

1）头、目胀痛，多为肝阳上亢或肝火上炎。

2）胸胁、脘腹胀痛，多为气滞。

（2）刺痛：痛如针刺，多为瘀血。

（3）冷痛：痛有冷感而喜暖，多为寒凝或阳虚。

（4）灼痛：痛有热感而喜凉，多为热证。

（5）绞痛：剧痛如刀绞，多为有形实邪阻滞或寒凝。

（6）隐痛：疼痛可忍，绵绵不休，多为虚证。

（7）固定痛：部位固定不移，多为瘀血或寒湿痹证。

（8）走窜痛：部位游走不定或攻冲作痛，多为气滞或行痹。

（9）重痛：痛有沉重感（头、腰、四肢及全身），多为湿邪。

（10）空痛：痛有空虚感（头、小腹），多为虚证。

（11）酸痛：痛有酸软感（肌肉、关节），多为湿邪、肾虚、剧烈运动。

（12）掣痛：牵扯而痛，一处连及他处，多为筋脉失养或筋脉阻滞不通。

3. 问疼痛的部位

（1）头痛

1）辨经络

①头痛连项：太阳经。

②两侧头痛：少阳经。

③前额连眉棱骨痛：阳明经。

④颠顶痛：厥阴经。

2）辨虚实

①外邪、痰饮、瘀血阻滞所致者多属实。

②正气不足所致者多属虚。

（2）胸痛：多为心肺病证。

1）心病

①胸痹：胸痛彻背，背痛彻胸。

②真心痛：胸痛剧烈，手足青冷。

2）肺病

①肺痈：胸痛伴吐脓血。

②肺痨：胸痛伴潮热、盗汗。

③肺炎：高热、咳喘而胸痛。

（3）胁痛：多为肝胆病证。

（4）脘痛：多为胃腑病证。

①进食后痛加剧者，多属实证。

②进食后痛缓解者，多属虚证。

（5）腹痛

①大腹：脐以上为大腹，属脾胃。

②小腹：脐以下为小腹，属肾、膀胱、大小肠、胞宫。

③少腹：小腹两侧为少腹，属足厥阴肝经。

（6）背痛：多为外感寒湿或督脉损伤。

（7）腰痛：多为肾虚、瘀血、寒湿、结石、带脉损伤。

（8）四肢痛：多为痹证。

（9）周身痛：多为表证或久卧。

（四）问头身胸腹

1. 头晕

（1）伴头胀痛：肝火上炎，肝阳上亢。

（2）伴面色淡白：气血亏虚。

（3）头晕而重：痰湿内阻。

（4）伴腰酸、遗精：肾虚精亏。

（5）头晕刺痛：瘀血阻滞。

2. 胸闷　多为心、肺、肝病变。

（1）伴心悸：多为心气虚、心阳虚。

（2）伴痰多：多为痰湿阻肺。

（3）伴胁胀：多为肝气郁结。

3. 心悸　多为心病。

（1）因惊而悸，或心悸易惊者，为惊悸。

（2）无明显诱因心跳剧烈而胸腹皆动者，为怔忡。

4. 胁胀　多为肝胆病变。

5. 脘痞　多为脾胃病变。

6. 腹胀　多为脾胃或胃肠病变。

7. 身重　多为湿邪、气虚。

8. 麻木　多为气血不足、气血阻滞或风邪阻络、肝风内动。

（五）问耳目

耳目与肝肾有关，耳还与胆有关。实证多为肝（胆）火热，虚证多为肝肾亏虚。

1. 问耳　耳鸣、耳聋、重听。

2. 问目　目痛、目眩、目昏、雀盲等。

（六）问睡眠

睡眠与卫气循行、阴阳盛衰、气血盈亏、心肾功能有关。

1. 失眠

（1）虚证：阴血亏虚，多为心神失养。

（2）实证：火邪、痰热内盛，多为心神被扰。

2. 嗜睡

（1）精神疲惫，似睡非睡，畏寒肢冷，脉微细，多为心肾阳虚。

（2）困倦嗜睡，伴胸闷、苔腻，多为痰湿困脾。

（3）饭后嗜睡，食少纳呆，多为脾气不足。

（七）问饮食口味

1. 口渴与饮水

（1）口不渴：津液未伤，多为寒证、湿证。

（2）口渴多饮：津液已伤，多为燥证、热证、消渴病。

（3）渴不多饮

1）喜热饮，或水入即吐（水逆证），多为痰饮。

2）但欲漱口不欲咽，舌有瘀斑瘀点，多为瘀血。

3）身热不扬，舌苔黄腻，多为湿热。

4）身热夜甚，多为热入营分。

2. 问食欲与食量

（1）食欲减退

1）食后腹胀，疲倦，多为脾胃虚弱。

2）脘腹闷胀，头身困重，舌苔厚腻，多为湿邪困脾。

（2）厌食

1）厌食兼嗳气酸腐，多为食积。

2）厌食油腻，兼脘腹胀满，呕恶便溏，肢体困重者，多为湿热蕴脾。

3）厌食油腻，兼胁肋胀痛，口苦泛呕，身目发黄者，多为肝胆湿热。

4）妊娠反应（严重者为妊娠恶阻）。

（3）消谷善饥

1）兼便干：多为胃火亢盛。

2）兼便溏：多为胃强脾弱。

（4）饥不欲食：胃阴不足。

（5）嗜食异物：多为虫积。

（6）除中：本来毫无食欲，突然索食，食量大增，多为脾胃败绝。

3. 问口味

（1）口淡：脾胃虚弱。

（2）口甜：脾胃湿热、脾虚。

（3）口黏腻：湿证。

（4）口酸：宿食停滞，肝胃郁热。

（5）口苦：热证。

（八）问二便

1. 问大便

（1）便次异常

1）便秘

①热盛伤津：多为热秘。

②寒邪凝滞：多为寒秘。

③气机郁滞：多为气秘。

④正气不足：多为虚秘。

2）泄泻

①新病暴泻，泻下清稀如水，肠鸣腹痛，或伴恶寒发热者，属寒湿。

②泻下黄糜，腹痛伴肛门灼热者，属湿热。

③泻下秽臭，泻后痛减，呕恶酸腐，脘闷腹痛者，属伤食。

④伴神疲乏力、纳少腹胀者，属脾虚。

⑤五更泻，属脾肾阳虚。

（2）便质异常

1）完谷不化：大便中有未消化的食物。久病多为脾虚、肾虚；新病多为伤食。

2）时干时稀：肝郁脾虚。

3）先干后稀：脾虚。

4）脓血便：痢疾、炎症性肠病、肠癌。

5）便血：区分远血（血色暗红、紫黑，或柏油样便）、近血（血色鲜红）。

（3）排便异常感

1）肛门灼热：多为大肠湿热。

2）里急后重：多为湿热内阻、肠道气滞所致，也为痢疾主症之一。

3）排便不爽：多为肝脾不调、大肠湿热或伤食。

2. 问小便

（1）尿量异常

1）尿量增多：虚寒证、消渴病。

2）尿量减少：热证、水肿。

（2）尿次异常

1）尿频：短赤而急迫，多为膀胱湿热。尿多色清，夜间尤甚，多为肾阳、肾气亏虚。

2）癃闭：小便不畅，点滴而出，多为癃。小便不通，点滴不出，多为闭。多为肾虚、湿热、结石、瘀血等引起。

（3）排尿感异常

1）小便涩痛：淋证。

2）余溺不尽：淋证、年老、久病。

3）小便失禁：肾虚不固。

4）遗尿：肾气不固。

（九）问经带

1. 问月经

（1）经色、经质异常

1）经色淡红质稀：血虚、气虚。

2）经色深红质稠：血热。

3）经色紫暗，有血块：血瘀。

（2）周期异常

1）月经先期：月经周期经常提前 7 天以上，多为气虚、血热。

2）月经后期：月经周期经常延后 7 天以上，多为血虚、血瘀、痰湿阻滞。

3）月经错乱：月经周期经常提前或延后 7 天以上，多为脾肾亏虚、肝郁气滞。

（3）经量异常

1）月经过少：虚证多为精血亏少、气血两虚，实证多为寒凝胞宫、气滞血瘀、痰湿阻滞。

2）月经过多：血热、气虚、血瘀。

3）崩漏：势急量多为崩，势缓量少为漏；多为血热、血瘀、气虚。

4）闭经：肾虚、血虚、寒凝、血瘀、痰湿等。

（4）痛经

1）小腹胀痛或刺痛：气滞血瘀。

2）小腹冷痛，得温痛减：寒凝经脉。

3）经期或经后小腹冷痛：气血两虚。

2. 问带下

1）白带：色白量多、质稀，为脾肾阳虚，寒湿下注。

2）黄带：带下色黄、质黏而臭秽，为湿热下注。

3）赤白带：白带中混有血液、赤白杂见，为肝经郁热或湿热下注。

三、示例

中医内科接诊能力训练示例，见表 1–1、表 1–2、表 1–3。

表 1–1 中医内科问诊及标准化病人（SP）培训脚本示例

	实习医生	标准化病人（SP）
问候及患者信息确认	您好！我是实习医生××，您是李××吗	是的
现病史	请问您怎么不舒服	睡不好觉
	发病多久了	已经 1 个月了，这 2 天比较严重
	请您把发病情况讲一讲	1 个月前，我跟家人争吵，很生气，晚上就没睡着，之后经常晚上睡不着，还做梦多，每遇到生气还会加重，有时甚至一夜都睡不着
	您除了生气睡不好，还有别的原因吗	有烦心事的时候也睡不好
	晚上睡眠时间有多长	大概 4 个小时左右
	白天睡眠时间有多长	基本不睡
	入睡困难吗	比较困难
	睡着了中间容易醒吗	偶尔有
	有没有时睡时醒？醒后不能再入睡	没有

续表

	实习医生	标准化病人（SP）
现病史	有没有彻夜不能入睡	偶尔有，昨晚一夜没睡着
现病史	梦多吗	比较多
	这次病情加重，是什么原因呢	前天跟人争执，又生气了吧
	除了失眠、多梦，您还有别的不舒服吗	还有头晕、头胀，耳鸣，口干，口苦
	头痛吗	没有
	有没有心慌	没有
	平时急躁易怒吗	是的
	记忆力好吗	好
	有心神不安吗	没有
	有没有精神不好、乏力感	晚上睡不好第二天就觉得精神不好，不乏力
	有没有潮热、盗汗	没有
	有没有胸闷	没有
	体重减轻明显吗	基本没减轻
	食欲、饭量怎么样	正常
	大、小便怎么样	大便干，2天解1次，小便黄
	平时特别怕冷或怕热吗	没有
	发病前常服过什么药	没有
	之前有没有到医院看过病	看过，医生说是"失眠"
	发病后用过什么药	曾经口服"安定片"，开始有效，以后效果就不好了
	怎样用药的	每晚睡前口服2片
	让我看看您的舌头；再给您把个脉	好（SP在学生完成看舌诊脉动作后被告知：舌红，苔黄，脉弦）
相关病史	以前还得过其他病吗	没有
	有没有得过传染病	没有
	开过刀吗? 有没有外伤过	没有
	有没有输血史	没有
	有没有食物或药物过敏史	没有
	平时有吸烟、喝酒或其他不良嗜好吗	不吸烟，基本不喝酒
	是本地人吗? 最近到过外地吗	是的，最近没有到过外地
	您做什么工作? 环境怎么样	是职员，工作环境还好
	您月经正常吗	正常
	结婚了吗? 家人身体好吗	结婚了，家人身体都好

续表

	实习医生	标准化病人（SP）
相关病史	有几个孩子? 是女儿还是儿子	有 1 个儿子
	父母身体好吗	父亲有冠心病，母亲有高血压病
	家里其他人有没有类似的疾病或遗传疾病、传染病	父亲也经常失眠
	好的，我大概回顾一下，您失眠 1 个月，加重 2 天。1 个月前因生气导致晚上睡眠不好，入睡困难，梦多，此后遇到生气或烦心事时加重，有时甚至彻夜不能入睡。曾经在医院就诊，诊断为"失眠"，口服"安定片"，开始有效，逐渐疗效欠佳。2 天前因再次生气导致失眠加重，甚至彻夜不能入睡，多梦，急躁易怒，头晕头胀，耳鸣，口干，口苦，大便干，2 天 1 解，小便黄。对不对	基本是这样的。医生，我睡不着觉，很难受，请您帮我想想办法
	您失眠挺严重的，让我先给您做个查体好吗? 还要再做些相关的检查。等检查完后，我们再定个治疗方案	好的，谢谢。我平时要注意些什么呢
	您平时的保养特别重要，特别要注意精神调摄，避免过度紧张、兴奋、焦虑、抑郁、惊恐、愤怒等不良情绪刺激，保持心情舒畅，以放松、顺其自然的心态对待睡眠。还有加强体育锻炼等，具体我等一下会好好和您谈	谢谢您

表 1-2　中医内科问诊评分标准

评分标准			分值	得分
检查者介绍自己			2	
检查者询问病人姓名、年龄			2	
病史	主诉	1. 主要症状	6	
		2. 持续时间	4	
	现病史	1. 何时、何地、何种情况下起病	4	
		2. 起病的形式	4	
		3. 有无明确的病原或诱因，伴随症状	4	
		4. 症状发生的先后顺序	2	
		5. 症状轻重的程度	4	
		6. 有关的阳性症状、鉴别诊断	4	
		7. 其他系统疾病和全身情况	2	
		8. 病程经过	4	
		9. 曾经做过的检查、诊断和治疗，以及对治疗的反应	6	
		10. 既往有无类似症状	2	
	十问	寒热、汗出、纳眠、二便、舌脉等	6	

续表

评分标准		分值	得分
既往史	疾病史	1	
	传染病史	1	
	预防接种史	1	
	过敏史	1	
	手术外伤史	1	
个人史	出生地、生活工作情况	2	
	烟酒史及相关嗜好	2	
家族史		2	
中医问诊综合表现评分	具体评分标准见表1-3	20	
病历书写		5	
处方用药		5	
辨证调护		3	
合计		100	

表1-3　中医内科问诊综合表现评分标准

综合表现		综合表现分级评分标准					得分
病史采集（10分）		5分	4分	3分	2分	1分	
	采集过程（5分）	1.框架完整 2.顺序清晰合理	介于两者之间	1.框架基本完整 2.顺序基本合理	介于两者之间	1.框架缺失严重 2.顺序颠倒无序	
	问诊技巧（5分）	1.合理应用开放/封闭性问题 2.合理应用澄清技巧（确认和小结）		1.有开放性问题 2.简单应用澄清技巧		1.无开放性问题，或有诱导性提问 2.未应用澄清技巧	
交流能力（6分）		3分		2分		1分	
	提问表达（3分）	1.表述清晰易懂，不使用复杂难懂的医学术语 2.无连续提问		1.表述可以理解，较少使用复杂难懂的医学术语 2.偶有连续提问		1.表述难以理解，或多次使用复杂难懂的医学术语 2.多次连续提问	
	沟通技巧（3分）	1.倾听病人表述，不打断病人 2.适当停顿，给病人思考和提问机会		1.倾听病人表述，偶尔打断病人 2.有停顿，病人有提问机会		1.频繁打断病人 2.不给病人提问机会	

续表

综合表现	综合表现分级评分标准			得分
	2分	1分	0分	
人文素质（4分）	文明礼仪（2分） 1.仪表、举止得体 2.语速语调合适	1.着装整洁 2.语速语调让人轻度不适	1.着装脏乱 2.语速语调让人明显不适	
	人文关怀（2分） 1.恰当回应和安慰 2.恰当应用非语言技巧（目光交流、肢体语言）	1.有回应和安慰 2.有非语言技巧	1.无回应和安慰，或伤害性回应 2.非语言技巧应用不当	
总分（满分20分）				

四、中医内科问诊综合表现评分标准解释

（一）总体说明

1.综合表现共分为三个类别、六个项目，分别是病史采集、交流能力、人文素质，总分20分；其中病史采集共10分，交流能力共6分，人文素质共4分。

2.每个项目的具体评分指标一般由两个内容组成，学生的表现可分为好、中、差三个级别。

3.第一类别病史采集的评分从高到低，依次为5分、4分、3分、2分、1分。这五档可理解为：好＋好，好＋中，中＋中，中＋差，差＋差。第二类别交流能力的评分从高到低，依次为3分、2分、1分，这三档可理解为好、中、差。第三类别人文素质的评分从高到低，依次为2分、1分、0分，可以理解为好、中、差。

4.如教师在评判的过程中，对学生表现的评判介于两档之间，建议可考虑就高不就低。

（二）分项说明

1.病史采集　包括"采集过程"和"问诊技巧"两部分。

（1）采集过程：包括"病史框架"和"采集顺序"两项内容。

1）框架完整：框架完整是指书写住院病史或入院录所需要的主诉、现病史、既往史、个人史、婚育（月经）史、家族史均涵盖，判定为"好"，得2分。"框架

基本完整"是指问诊评分标准相关项目缺少了一项，判定为"中"，得1分。学生经常容易漏掉的是"婚育（月经）史"，尤其是面对男性SP的时候。"框架缺失严重"是指问诊评分标准遗漏了2个或多个项目，判定为"差"，得0分。

2）顺序合理：顺序合理是指按照问诊评分标准的项目顺序：主诉－现病史－既往史－个人史－婚育（月经）史－家族史，在现病史部分按照"发病情况－主要症状特点及其发展变化情况－伴随症状－诊治经过－一般情况"的顺序进行病史采集，未出现跳跃式采集病史的行为。顺序基本合理是指大的顺序"主诉－现病史－既往史－个人史－婚育月经史－家族史"正确，但是在"现病史"内部的顺序可能出现跳跃。"顺序混乱"是指大的顺序出现跳跃。

（2）问诊技巧：包括"合理应用开放/封闭性问题"和"合理应用澄清技巧"两项内容。

1）合理应用开放/封闭性问题：合理应用开放/封闭性问题是指在问诊的过程中，一般要求遵循从开放性问题到封闭性问题，两者互为补充的原则。

①开放性问题（也称为一般性提问），常用于问诊开始，包括现病史、既往史、个人史、家族史等，由患者主动陈述病史所获得的信息更全面、客观、准确。例如"您哪里不舒服？""您能说一下，您的咳嗽是怎么回事么？"

②封闭性问题（也称为直接提问），主要用于确定一些特定的有关细节，例如"您家里有人得高血压病吗？""您对青霉素过敏吗？"

③"合理运用开放/封闭性问题"是指在了解患者主要情况、搜集线索资料的时候一般使用开放性问题，在需要明确患者具体信息的时候就需要使用封闭性问题。

④诱导式提问可能得到错误的信息或遗漏有关资料，应尽量避免，例如"您吃了医生开的这种药之后病情好多了吧？"或"您的胸痛一直痛到左边肩膀了吧？"

2）合理使用澄清技巧：包括"信息确认"和"小结"。信息确认：为了收集到尽可能准确的病史，医生要引让核实患者所提供的信息。例如患者提及"对青霉素过敏"，医生应追问"是青霉素皮试阳性，还是您在用青霉素的时候出现什么反应？"又例如，患者提及"我有冠心病"，医生应追问"是医生诊断您有冠心病的吗？""是怎么诊断您有冠心病的？"小结：询问病史的每一部分结束时应进行归纳小结，尤其是现病史部分。小结可以唤起医生自己的记忆和理顺思路，让患者知道医生如何理解其病史，同时提供机会核实患者所述病情。

2. 交流能力 包括"提问表达"与"沟通技巧"两部分。

（1）提问表达：包括"表述清晰易懂"和"无连续提问"两项内容。

1）表述清晰易懂，不使用复杂难懂的医学术语：与患者交谈，必须使用常人易懂的词语代替难懂的医学术语，不要因为患者有时用了 1～2 个医学术语，就认为他有较高的医学知识水平。所谓"复杂难懂的医学术语"是指无医学背景的普通百姓难以理解的医学术语，例如"间歇性跛行""放射痛""心悸""血尿"，但一些百姓熟悉的医学术语，例如"发热""症状""冠心病"，则不归入此类。

2）无连续提问：问诊的过程中每次应只询问一个问题，避免连续提问。"连续提问"举例，"您有糖尿病、高血压、高血脂、冠心病吗？"

（2）沟通技巧：包括"倾听患者表述、不打断患者"和"适当停顿，给患者思考和提问机会"两项内容。

1）倾听患者表述、不打断患者：问诊过程应让患者能充分地陈述其病情和感受，只有在患者出现赘述时才需要适当打断，切不可生硬地打断患者的叙述。

2）适当停顿，给患者思考和提问机会：在正常交流中医生应适当停顿，给患者一定的理解医生话语及反应的时间，或者医生观察到患者有表达或提问的意愿时。

3. 人文素质 包括"文明礼仪"与"人文关怀"两部分。

（1）文明礼仪：包括"仪表、举止得体"和"语速语调合适"两项内容。

1）学生仪容端正，身着整洁的白大褂，行为举止得体，即可判定。

2）问诊的语速不宜过快或过慢，语调应适中，不宜过高、过低或表现冷漠。

（2）人文关怀：包括"恰当回应和安慰"和"恰当应用非语言技巧"两项内容。

1）恰当回应和安慰：医生应了解患者就诊的确切目的和要求，明白患者就诊的期望。适当地运用一些评价、赞扬和鼓励性的语言，可促使患者和医生合作，切勿使用批评或责难性的语言，否则易使患者产生防御性心理。学生只要对患者的问题有回应，即便其回答的内容不尽合理或不够准确，均判定为"中"。学生在问诊过程中有安慰患者的行为，即可判定为"中等"，有恰当的安慰和支持，则判定为"好"。

2）恰当应用非语言技巧（目光交流、肢体语言）：问诊过程中在适当的时候应有目光交流，不要只顾埋头记录，缺乏与患者的视线接触。有目光交流，即可判定其表现"中"。问诊过程中采用前倾姿势以表示正注意倾听。排斥性的肢体语言包括远离、转笔、反复看手表等。

第二节　望诊——全身望诊

一、望神

1. 原理　精气是神的物质基础，神是精气的外在表现。

2. 神的表现　两目、面色、神情、体态等。

3. 分类及判断

（1）得神

表现：两目灵活，明亮有神；面色荣润，含蓄不露；神志清楚，表情自然；肌肉不削，反应灵敏。

意义：脏腑精气充盛。

（2）少神

表现：两目晦暗，目光乏神；面色少华，暗淡不荣；精神不振，思维迟钝；肌肉松软，动作迟缓。

意义：脏腑精气不足，病轻、体虚。

（3）失神（无神）

①精亏神衰而失神

表现：两目晦暗，目光无彩；面色无华，晦暗暴露；精神萎靡，意识不清；形体羸瘦，反应迟钝。

意义：脏腑精气大伤，病重。

②邪盛神乱而失神

表现：神昏谵语，循衣摸床，撮空理线。

意义：邪气亢盛，扰乱神明，病重。

（4）假神

表现：病情危重阶段，突然目似有光，或两颧泛红如妆，或神志似清，想见亲人，或突然索食，食量大增。

意义：精气极度衰竭，正气将脱，阴阳离决，属病危。

注意事项：假神与重病好转的区别在于假神是病情危重阶段，突然、局部出现某些症状短暂"好转"；而重病好转则是逐渐、整体好转。

二、望色

1. 常色与病色

（1）常色：明润、含蓄；中国人的常色为红黄隐隐，光明润泽。

①主色：一生基本不变的肤色。

②客色：因外界因素，肤色有相应的正常变化。

（2）病色：晦暗、暴露。

①善色：面色有异常，但仍明润光泽，多为新病、轻病、预后较好。

②恶色：面色枯槁晦暗，多为久病、重病、预后较差。

2. 五色主病

（1）白色：主虚证、寒证、脱血、夺气。

①面色淡白：血虚或失血。

②面色㿠白：阳虚。

③面色苍白：阳气暴脱或阴寒内盛。

（2）黄色：主脾虚、湿证。

①面色萎黄（面色淡黄无华）：主脾胃气虚。

②面黄虚浮（黄胖）：脾虚湿蕴。

③面身俱黄：黄疸。面黄鲜明如橘皮者为阳黄，面黄晦暗如烟熏者为阴黄。

（3）赤色：主热证、戴阳证。

①满面通红：实热证。

②午后两颧潮红：阴虚。

③颧颊泛红如妆：假神，戴阳证（虚阳浮越，属危重）。

（4）青色：主寒证、痛证、气滞、血瘀、惊风。

①面色淡青或青黑：寒盛，剧痛。

②面色青黄（苍黄）：肝郁脾虚。

③面色青灰，口唇青紫：心阳虚衰兼心血瘀阻的胸痹、心阳暴脱、肺气壅塞。

④小儿鼻柱唇周发青：惊风。

（5）黑色：主肾虚、寒证、水饮、血瘀、痛剧。

①面色暗淡或黧黑：肾阳虚。

②面黑干焦者：肾阴虚。

③面色黧黑、肌肤甲错：血瘀日久。

④眼眶周围黑色：水饮病、带下证。

三、望形

望强弱、胖瘦等。

四、望态

动、强、仰、伸，多属阳证、热证、实证。

静、弱、俯、屈，多属阴证、寒证、虚证。

第三节　望诊——局部望诊

一、望头面

1. 望头

（1）头形

①头大：先天不足，肾精亏损，水液停聚于脑。

②头小：肾精不足，颅骨发育不良。

③方颅：肾精不足或脾胃虚弱，颅骨发育不良，见于佝偻病或先天性梅毒患儿。

（2）动态：头部不自觉地摇动而不能自制者多为肝风内动之兆。

（3）囟门

①囟填：实证。

②囟陷：虚证。

③解颅：指囟门迟闭，骨缝不合。为先天肾精不足，或后天脾胃虚弱，发育不良表现，多见佝偻病患儿。

2. 望发

（1）色泽

①发黄干枯，稀疏易落：精血不足，可见于大病后或慢性虚损患者。

②少白头：肾虚、劳神伤血、肝郁气滞或先天禀赋所致。

③小儿发结如穗，枯黄无泽：疳积。

（2）脱发

①斑秃：血虚受风。

②头发稀疏，细而易落，质脆易断：肾虚，精血不足。

③头皮发痒、多屑、多脂：血热生风。

3. 望面

（1）面形异常

①面肿：水肿病，抱头火丹为风热火毒上攻，大头瘟为天行时疫、毒火上攻。

②腮肿：痄腮为外感温毒之邪，发颐为阳明热毒上攻。

③口眼㖞斜：口僻为风邪中络所致，兼有半身不遂者为肝阳化风、风痰阻闭经络。

（2）特殊面容

①惊恐貌：多见于狂犬病。

②苦笑貌：为破伤风的特殊征象。

二、望五官

1. 望目 五轮学说：瞳仁属肾，为水轮；黑睛属肝，为风轮；白睛属肺，为气轮；两眦血络属心，为血轮；胞睑属脾，为肉轮。

（1）全目赤肿（烂）：肝经风热。

（2）瞳孔缩小：属肝胆火炽，或为中毒。

（3）瞳孔放大：属肾精耗竭，为病危。

（4）昏睡露睛：属脾气虚衰。

（5）眼睑下垂：为先天不足，脾肾亏虚。

（6）眼球突出：为肺胀或瘿病。

（7）眼窝凹陷：属伤津液，或气血不足。

（8）戴眼反折：两目上视，属病危。

2. 望耳

（1）小儿耳背有红络：麻疹先兆。

（2）耳内流脓：属肝胆湿热熏蒸或虚火上炎。

3. 望鼻

（1）鼻翼扇动：多属肺热或哮病。

（2）鼻渊：鼻塞流腥臭脓涕，多为外感风热或肝胆蕴热。

（3）鼻衄：鼻内出血，多为多属肺胃蕴热。

（4）酒渣鼻：鼻头红肿伴丘疹、脓疱、鼻赘，多为肺胃蕴热。

4. 望口与唇

（1）口疮：黄白色的小溃疡，灼痛，多为实热（心脾有热）、虚热（阴虚）。

（2）口糜：口腔黏膜糜烂成片，多为脾胃积热上蒸。

（3）鹅口疮：小儿口腔、舌上布满白斑，多为心脾热盛。

5. 望齿与龈

（1）牙宣：齿龈萎缩，牙根暴露，多为肾虚。

（2）牙龈红肿：胃火亢盛。

6. 望咽喉

（1）色泽

①咽部深红，肿痛明显：属实热。

②咽部嫩红，肿痛不显：属肾阴虚，虚火上炎。

③咽部淡红漫肿：属痰湿凝聚。

（2）形态

①喉痈：咽部一侧或咽后壁红肿高起，吞咽困难，为风热痰火壅滞。

②乳蛾：喉核红肿疼痛，溃烂或有黄白色脓点，多为肺胃热毒壅盛。

③白喉：咽部有灰白假膜，拭之不去，重擦出血，很快复生多为外感疫邪。

三、望躯体

1. 望颈部

（1）瘿瘤：颈前结喉处有肿块突起，随吞咽上下移动，多为肝郁或水土失调。

（2）瘰疬：颈侧颌下有肿块如豆，累累如串珠者，多为肺肾阴虚或风热时毒。

2. 望胸部

（1）扁平胸：久病体虚，如肺阴虚、气阴两虚。

（2）桶状胸：久病咳喘，肺气壅滞。

（3）鸡胸：肾气不足，骨骼发育异常。

3. 望腹部

（1）腹部四陷：脾胃虚弱，气血不足。

（2）腹部膨隆：鼓胀、水肿。

四、望四肢

1. 肌肉萎缩　痿证、中风、偏瘫等。

2. 青筋暴露　络脉血瘀。

3. 指关节梭状畸形　风湿久蕴，筋脉拘挛。

4. 指端臌大如杵　心肺气虚、血瘀湿阻。

5. 手足拘急　寒邪凝滞或血虚筋脉失养。

6. 手足颤动、抽搐、蠕动　肝风内动。

五、望皮肤

1. 斑　深红或青紫，点大成片，平铺于皮肤，抚之不碍手，压之不褪色。

2. 疹　红或紫，点小如粟，高出皮肤，抚之碍手，压之褪色。

3. 水疱

（1）白㾦：湿温患者皮肤出现白色小疱疹，晶莹如粟。

（2）水痘：呈椭圆形小水疱，晶莹明亮，浆液稀薄，皮薄易破。

（3）湿疹：皮肤红斑、丘疹、水疱、糜烂。

4. 疮疡

（1）痈：红肿高大，根盘紧束，灼热疼痛，属阳证。

（2）疽：漫肿无头，皮色不变或晦暗，不热少痛，属阴证。

（3）疔：形小而圆，红肿热痛不甚，出脓即愈。

（4）疖：形小如粟，根深如钉，麻木疼痛。

临床意义：痈、疔、疖多为热毒；疽多为寒痰或虚证。

第四节　望诊——望排出物

一、望痰

（1）痰稀白：寒痰。

（2）痰稠黄：热痰。

（3）痰少，难咳：燥痰。

（4）痰多，易咳：湿痰。

（5）脓血腥臭痰：肺痈。

（6）痰中带血：肺热、肺燥。

二、望涕

（1）流清涕：表寒证、鼻鼽。

（2）流浊涕：表热证、鼻渊。

三、望涎

（1）清涎：脾胃虚寒。

（2）黏涎：脾胃湿热。

第五节　望诊——望小儿指纹

望小儿指纹适用于 3 岁以下的小儿。

一、正常小儿指纹

色浅红，隐现风关之内。

二、病理小儿指纹

（1）三关测轻重

①风关：病轻。

②气关：病重。

③命关：病情危重。

④透关射甲：主病凶险，预后不良。

（2）浮沉分表里

①指纹浮浅：表证。

②指纹深沉：里证。

（3）红紫辨寒热

①鲜红（偏红）：表证、寒证。

②紫红：内热证。

③青紫：瘀血，惊风。

④淡红：虚证。

（4）淡滞定虚实

①指纹浅淡：虚证。

②指纹浓滞：实证。

第六节　望诊——望舌

正常舌象：淡红舌，薄白苔。

一、望舌质

（一）舌色

1. 淡红舌

舌象特征：舌体颜色淡红润泽、白中透红。

临床意义：气血调和，常见于正常人，或病轻。

2. 淡白舌

舌象特征：舌色比正常舌浅淡，白色偏多，红色偏少。若舌全无血色者称为枯白舌。

临床意义：主虚证（气虚、血虚、阳虚）。枯白舌主脱血夺气。

3. 红舌

舌象特征：舌色较正常舌色红，甚至呈鲜红色。

临床意义：主热证（实热、虚热）。

4. 绛舌

舌象特征：舌色较红舌更深，而呈暗红色者。

临床意义：主热证（实热、虚热）。

5. 青、紫舌

舌象特征：全舌或局部泛现青色或紫色。

临床意义：主瘀血（血行不畅）。

（二）舌形

1. 老舌

舌象特征：舌质纹理粗糙而坚敛苍老，舌色较暗。

临床意义：实证。

2. 嫩舌

舌象特征：舌质纹理细腻而娇嫩，舌色浅淡。

临床意义：虚证。

3. 胖舌

舌象特征：舌体大而厚，伸舌满口。淡白胖大者，称淡胖舌；肿胀而红绛者，称肿胀舌。

临床意义：多主水湿、痰饮。淡胖舌多为阳虚；肿胀舌多为心脾热盛，热毒或中毒等。

4. 瘦舌

舌象特征：舌体比正常舌瘦小而薄。舌体瘦而色淡者，为淡瘦舌；舌体瘦而红绛者，为红瘦舌。

临床意义：主气血不足、阴虚火旺。淡瘦舌多为气血两虚；红瘦舌多见于阴虚火旺。

5. 点、刺舌

舌象特征：点，是指突起于舌面上的红色或紫红色星点；刺，是指舌蕈状头突起如刺，抚之棘手，又称芒刺舌。点刺舌最多见于舌尖部。

临床意义：脏腑热极，或血分热盛。

6. 裂纹舌

舌象特征：舌面上出现各种形状的裂纹、裂沟，裂纹或裂沟中无舌苔覆盖。若沟裂中有舌苔覆盖，则多见于先天性裂纹舌。

临床意义：血虚不润，或热盛伤津，或阴虚火旺，或脾虚湿浸，注意临床诊断时结合舌色。

7. 齿痕舌

舌象特征：舌体边缘有牙齿压迫的痕迹。

临床意义：主脾虚、湿盛。

（三）舌态

1. 痿软舌

舌象特征：舌体软弱无力，不能随意伸缩。

临床意义：伤阴或气血俱虚。

2. 强硬舌

舌象特征：舌失柔和，屈伸不利，或板硬强直，不能转动。

临床意义：热入心包，或高热伤津，或风痰阻络。

3. 喎斜舌

舌象特征：伸舌时舌体偏向一侧，或左或右。

临床意义：中风，或中风先兆。

4. 颤动舌

舌象特征：舌体震颤抖动，不能自主。

临床意义：为肝风内动之象。

5. 吐弄舌

舌象特征：舌伸于口外，不即回缩者，称吐舌；伸舌即回缩，或反复舐口唇四周，抖动不停者，称弄舌。

临床意义：多属心脾有热。

6. 短缩舌

舌象特征：舌体卷短、紧缩，不能伸长，严重者舌不抵齿。

临床意义：多为危重证候。

二、望舌苔

（一）苔质

1. 厚、薄苔

（1）薄苔：透过舌苔能隐隐见到舌体（见底），多为正常人，表证。

（2）厚苔：不能透过舌苔见到舌体（不见底），多为里证。

2. 润、燥苔

（1）润苔：舌苔润泽，多为津液未伤。

（2）滑苔：水分过多，伸舌欲滴，多为寒证、痰湿。

（3）燥苔：干燥无津，多为津液耗损、湿浊内阻、津不上承。

（4）糙苔：十分干燥、粗糙，多为伤津之重症。

3. 腻、腐苔

（1）腻苔：苔质颗粒细腻致密，如涂有油腻之物，多为湿证。

（2）腐苔：苔质颗粒粗大疏松，如豆腐渣堆铺于舌面，多为热证。

4. 剥苔　舌苔部分或全部剥落，多为胃气匮乏，胃阴枯涸或气血两虚。

5. 真、假苔　以"有根""无根"为诊断标准，判断胃气的存亡。

（二）苔色

1. 白苔　苔色白，多为寒证。

（1）薄白苔

①薄白而润：正常人，属表证、轻证。

②薄白而干：属风热表证。

③薄白而滑：属外感寒湿，或水湿内停。

（2）白厚苔

①白厚干苔：属痰浊湿热。

②白厚腻苔：属痰饮、湿浊、食积。

③苔白如积粉：见于瘟疫和内痈。

2. 黄苔　主热证。

（1）薄黄苔：属风热表证。

（2）黄腻苔：属湿热。

（3）黄糙苔：主热甚伤津。

（4）黄滑苔：主阳虚寒湿，痰饮化热。

3. 灰黑苔　主热盛或寒盛。

（1）灰黑腻苔：阳虚寒湿，痰饮内停。

（2）灰黑黄腻苔：湿热内蕴。

（3）焦黑苔：主热极津枯。

（4）霉酱苔：主湿热。

三、望舌下脉络

1. 短、浅、细　气血不足。
2. 粗、长、紫　瘀血内阻。

第七节　闻　诊

一、病理声音

1. 发声

（1）发声高亢有力、声音连续而多言，主阳证、实证、热证。

（2）发声低微细弱、声音断续而懒言，主阴证、虚证、寒证。

2. 音哑、失音

（1）新病、实证，多为外感风寒、风热，或痰湿阻滞，肺气不宣（金实不鸣）。

（2）久病、虚证，多为肺肾阴虚（金破不鸣）。

3. 太息 肝气郁结。

二、语言

1. 谵语 神志不清、语无伦次、声高有力，多为热扰心神，主实证。

2. 郑声 神志不清、语言重复、时断时续、语声低弱，多为脏气衰竭，主虚证。

3. 独语 自言自语、喃喃不休、见人则止、首尾不续，多为心气不足，或气郁痰结。

4. 错语 语言错乱、说后自知、不能自主。虚证多为久病或年老体衰；实证多为痰湿、瘀血、气滞阻滞心窍。

5. 狂言 精神错乱、狂躁妄言、语无伦次，多为气郁化火、痰火扰神。

6. 言謇 神志清楚、思维正常，但语言不利、吐词不清，多为中风先兆或后遗症。

三、呼吸

1. 喘 呼吸困难，短促急迫，甚则张口抬肩，鼻翼扇动，难以平卧。实喘多为风寒袭肺或痰热壅肺所致；虚喘多为肺肾气虚所致。

2. 哮 呼吸急促似喘，喉间有哮鸣音。多因外邪引动伏饮而发。

喘与哮的区别为喘不兼哮，哮必兼喘。

3. 短气 呼吸急短促，不足以息，数而不能接续，似喘不抬肩，气急而无痰声。呼吸声粗，多为实证；声低息微，多为虚证。

4. 少气 呼吸微弱声低、气少不足以息、言语无力，多为虚证。

四、咳嗽

1. 咳声重浊 实证。

2. 咳声低微 虚证。

3. 咳声呈阵发性连续不断、咳后有鸡鸣样回声 顿咳（百日咳）。

4. 咳声如犬吠样、伴声音嘶哑 白喉。

五、呕吐

1. 呕吐势急，声高有力，吐黏痰黄水或酸腐或苦　实热。

2. 呕吐势缓，低弱无力，吐物清稀　虚寒。

第八节　脉　诊

一、脉诊方法

1. 诊脉时间　平旦最好，随时可诊。

2. 体位　坐位或平卧；寸口与心脏同水平；直腕，仰掌，垫脉枕。

3. 指法

（1）选指：中指定关，食指定寸，无名指定尺。

（2）布指：三指指端平齐，呈弓形，疏密适当，指目着脉。

（3）运指

①举按寻：分别对应浮取、沉取、中取。

②单按与总按：用一指诊察一部脉象为单按，三指同时用力诊脉为总按。

（4）平息：医者呼吸自然均匀，以自己一次呼吸为时间单位计算脉搏的至数。

（5）五十动：每次切脉时间一般不少于 50 次脉搏跳动的时间。

二、正常脉象特征

1. 有胃　不浮不沉，不快不慢，从容和缓，节律一致。

2. 有神　柔和有力，脉律整齐。

3. 有根　尺脉有力，沉取不绝。

三、脉象的生理变异

1. 四季　春弦、夏洪、秋浮、冬沉。

2. 脉位　斜飞脉、反关脉。

四、病理脉象

1. 浮脉

特征：轻取即得，重按稍减而不空。

意义：主表证。亦可见于瘦人、秋季脉。

2. 沉脉

特征：轻取不应，重按始得。

意义：主里证。亦可见于胖人、冬季脉。

3. 迟脉

特征：一息不足四至（每分钟少于 60 次）。

意义：主寒证。亦见于邪热结聚。

4. 数脉

特征：脉来急促，一息五六至（每分钟 90～120 次）。

意义：主热证。

5. 虚脉

特征：举之无力，按之空豁。是一切无力脉的总称。

意义：主虚证，多为气血两虚。

6. 实脉

特征：脉来充盛，举按皆有力。是一切有力脉的总称。

意义：主实证。

7. 洪脉

特征：脉大有力，来盛去衰，状若波涛汹涌。

意义：主邪热亢盛，邪盛正衰。正常人夏季脉较洪。

8. 细脉

特征：脉细如线，应指明显。

意义：主气血两虚。亦主湿病。

9. 滑脉

特征：往来流利，应指圆滑，如盘走珠。

意义：主痰湿、食积、实热证。亦见于青年人及妇人妊娠。

10. 涩脉

特征：形细而行迟，往来艰涩，脉势不匀。

意义：主气滞血瘀，精伤血少。

11. 弦脉

特征：端直以长，如按琴弦。

意义：主肝胆病、诸痛证、痰饮等，亦见于老年人或春季。

12. 紧脉

特征：绷急弹指，状如牵绳转索。

意义：主寒证、痛证、食积。

13. 促脉、结脉、代脉

促脉特征：数而一止，止无定数。

结脉特征：缓而一止，止无定数。

代脉特征：脉来一止，止有定数。

意义：多见于心病，如心气、心阳虚衰等。

14. 缓脉

正常缓脉特征：脉来和缓，一息四至。

病理缓脉特征：怠缓无力，一息四至。

意义：病理之缓脉主脾虚，湿证。

15. 濡脉

特征：浮、细无力而软。

意义：主诸虚，又主湿。

16. 弱脉

特征：沉细无力而软。

意义：主阳气虚衰，气血两虚。

17. 微脉

特征：极细极微，按之欲绝，若有若无。

意义：主气血大虚，阳气衰微。

18. 伏脉

特征：重按推筋着骨始得。

意义：主邪闭、厥病、痛极。

19. 牢脉

特征：沉而实大弦长。

意义：主阴寒内盛，疝气癥积。

20. 芤脉

特征：浮大中空，如按葱管。

意义：主失血，伤阴。

21. 革脉

特征：中空外坚，如按鼓皮。

意义：主亡血、失精、半产、漏下等。

22. 长脉

特征：脉体较长，超过寸关尺三部。

意义：主阳证、实证、热证，亦见于正常人。

23. 短脉

特征：脉体较短，不及寸关尺三部，常只显于关部。

意义：主气虚或气郁。

24. 动脉

特征：脉动如豆，短而滑数，厥厥动摇，关部尤显。

意义：多见于惊恐、疼痛。

25. 散脉

特征：浮散无根，至数不齐。

意义：主元气耗散，脏腑精气衰败。

26. 疾脉

特征：一息七八至（每分钟 120 次以上）。

意义：主阴竭阳极，元气欲脱。

27. 大脉

特征：脉体宽大，但无脉来汹涌之势。

意义：多见于健康人，或为病进。

五、真脏脉

无胃、无神、无根之脉，多为病情危重。

六、诊妇人小儿脉

1. 诊妇人脉　月经脉多见关、尺脉异常；妊娠脉滑而略数。

2. 诊小儿脉

（1）寸口短：一指定三关。

（2）脉率快：年龄越小，脉率越快。

（3）脉象单纯：只诊六纲脉（浮、沉、迟、数、虚、实）。

实训二　针灸技能操作 ▷▷▷▷

项目性质：综合操作训练。

项目学时：4 学时。

目的要求：熟练掌握针灸常用腧穴、针灸技术。

分组说明：每组 10 人，相互进行针灸操作训练。

教学内容：1. 十四经经脉循行、常见腧穴定位及归经。

2. 常见针灸手法操作：毫针刺法、闪火吸附罐法、灸法。

教学方式：老师操作示范后，学生独立操作，老师可进行指导及点评。

针灸操作

一、常用腧穴定位

1. 手太阴肺经（3 个）

中府：在胸部，横平第 1 肋间隙，锁骨下窝外侧，前正中线旁开 6 寸。

列缺：在前臂，腕掌侧远端横纹上 1.5 寸，拇短伸肌腱和拇长伸肌腱之间，拇长展肌腱沟的凹陷中。

太渊：在腕前区，桡骨茎突与舟状骨之间，拇长展肌腱尺侧凹陷中。

2. 手阳明大肠经（3 个）

合谷：在手背，第 2 掌骨桡侧的中点处。

曲池：在肘区，在尺泽与肱骨外上髁连线中点凹陷处。

迎香：在面部，鼻翼外缘中点旁，鼻唇沟中。

3. 足阳明胃经（8 个）

承泣：在面部，眼球与眶下缘之间，目正视，瞳孔直下。

地仓：在面部，口角旁开 0.4 寸。

头维：在头部，额角发际直上 0.5 寸，头正中线旁开 4.5 寸。

天枢：在腹部，横平脐中，前正中线旁开 2 寸。

犊鼻：在膝前区，髌韧带外侧凹陷中。

足三里：在小腿外侧，犊鼻下 3 寸，胫骨前嵴外一横指处，犊鼻与解溪连线上。

丰隆：在小腿外侧，外踝尖上 8 寸，胫骨前肌外缘，条口外侧一横指处。

内庭：在足背，第 2、3 趾间，趾蹼缘后方赤白肉际处。

4. 足太阴脾经（3 个）

隐白：在足趾，大趾末节内侧，趾甲根角侧后方 0.1 寸。

三阴交；在小腿内侧，内踝尖上 3 寸，胫骨内侧缘后际。

阴陵泉：在小腿内侧，胫骨内侧髁下缘与胫骨内侧缘之间的凹陷中。

5. 手少阴心经（3 个）

极泉：在腋区，腋窝中央，腋动脉搏动处。

通里：在前臂前区，腕掌侧远端横纹上 1 寸，尺侧腕屈肌腱的桡侧缘。

神门：在腕前区，腕掌侧远端横纹尺侧缘，尺侧腕屈肌腱的桡侧缘。

6. 手太阳小肠经（3 个）

后溪：在手内侧，第 5 掌指关节尺侧近端赤白肉际凹陷中。

天宗：在肩胛区，肩胛冈中点与肩胛骨下角连线上 1/3 与下 2/3 交点凹陷中。

听宫：在面部，耳屏正中与下颌骨髁突之间的凹陷中。

7. 足太阳膀胱经（11 个）

睛明：在面部，目内眦内上方眶内侧壁凹陷中。

天柱：在颈后区，横平第 2 颈椎棘突上际，斜方肌外缘凹陷中。

膈俞：在脊柱区，第 7 胸椎棘突下，后正中线旁开 1.5 寸。

肾俞：在脊柱区，第 2 腰椎棘突下，后正中线旁开 1.5 寸。

大肠俞：在脊柱区，第 4 腰椎棘突下，后正中线旁开 1.5 寸。

次髎：在骶区，正对第 2 骶后孔中。

委中：在膝后区，腘横纹上，股二头肌腱的内侧缘。

膏肓：在脊柱区，第 4 胸椎棘突下，后正中线旁开 3 寸。

承山：在小腿后区，腓肠肌两肌腹与肌腱交角处。

昆仑：在踝区，外踝尖与跟腱之间的凹陷中。

至阴：在足趾，足小趾末节外侧，趾甲根角侧后方 0.1 寸。

8. 足少阴肾经（3 个）

涌泉：在足底，屈足卷趾时足心最凹陷中，约当足底第 2、3 趾蹼缘与足跟连线的前 1/3 与后 2/3 交点凹陷中。

太溪：在足踝区，内踝尖与跟腱之间凹陷中。

照海：在踝区，内踝尖下 1 寸，内踝下缘边际凹陷中。

9. 手厥阴心包经（3 个）

曲泽：在肘前区，肘横纹上，肱二头肌腱的尺侧缘凹陷中。

内关：在前臂前区，腕掌侧远端横纹上 2 寸，掌长肌腱与桡侧腕屈肌腱之间。

劳宫：在掌区，横平第 3 掌指关节近端，第 2/3 掌骨之间偏于第 3 掌骨。

10. 手少阳三焦经（3 个）

外关：在前臂后区，腕背侧远端横纹上 2 寸，尺骨与桡骨间隙中点。

翳风：在颈部，耳垂后方，乳突下端前方凹陷中。

耳门：在耳区，耳屏上切迹与下颌骨髁突之间的凹陷中。

11. 足少阳胆经（8 个）

率谷：在头部，耳尖直上入发际 1.5 寸。

风池：在颈后区，枕骨之下，胸锁乳突肌上端与斜方肌上端之间的凹陷中。

肩井：在肩胛区，第 7 颈椎棘突与肩峰最外侧点连线的中点。

环跳：在臀区，股骨大转子最凸点与骶管裂孔连线的外 1/3 与内 2/3 交点处。

阳陵泉：在小腿外侧，腓骨头前下方凹陷中。

光明：在小腿外侧，外踝尖上 4 寸，腓骨前缘。

悬钟：在小腿外侧，外踝尖上 3 寸，腓骨前缘。

足临泣：在足背，第 4、5 跖骨底结合部的前方，第 5 趾长伸肌腱外侧凹陷中。

12. 足厥阴肝经（2 个）

大敦：在足趾，大趾末节外侧，趾甲根角侧后方 0.1 寸。

太冲：在足背，第1、2跖骨间，跖骨底结合部前方凹陷中，或触及动脉搏动。

13. 督脉（6个）

命门：在脊柱区，第2腰椎棘突下凹陷中，后正中线上。

至阳：在脊柱区，第7胸椎棘突下凹陷中，后正中线上。

大椎：在脊柱区，第7颈椎棘突下凹陷中，后正中线上。

百会：在头部，前发际正中直上5寸。

水沟：在面部，人中沟上1/3与中1/3交点处。

印堂：在头部，两眉毛内侧端中间的凹陷中。

14. 任脉（6个）

关元：在下腹部，脐中下3寸，前正中线上。

气海：在下腹部，脐中下1.5寸，前正中线上。

神阙：在脐区，脐中央。

中脘：在上腹部，脐中上4寸，前正中线上。

膻中：在胸部，横平第4肋间隙，前正中线上。

天突：在颈前区，胸骨上窝中央，前正中线上。

15. 奇穴（9个）

四神聪：在头部，百会前后左右各旁开1寸，共4穴。

太阳：在头部，当眉梢与目外眦之间，向后的一横指的凹陷中。

定喘：在脊柱区，横平第7颈椎棘突下，后正中线旁开0.5寸。

夹脊：在脊柱区，第1胸椎至第5腰椎棘突下两侧，后正中线旁开0.5寸，一侧17穴。

外劳宫：在手背，第2、3掌骨间，掌指关节后0.5寸凹陷中。

腰痛点：在手背，第2、3掌骨及第4、5掌骨之间，腕背侧横纹远端与掌指关节中点处，一手2穴。

膝眼：在膝部，髌韧带两侧凹陷中，分内、外膝眼，共2穴。

胆囊：在小腿外侧，腓骨小头直下2寸。

阑尾：在小腿外侧，髌韧带外侧凹陷下5寸，胫骨前嵴外一横指。

二、常用针法操作

（一）体位选择

充分暴露；不随意移动；体弱、病重、过于紧张应选卧位；灵活选择。

1.仰卧位 适用于身体前部的腧穴。

2.俯卧位 适用于身体后部的腧穴。

3.侧卧位 适用于身体侧部的腧穴。

4.仰靠坐位 适用于前额、颈、顶等部腧穴。

5.俯伏坐位 适用于顶枕、后项、肩背等部腧穴。

6.侧俯坐位 适用于顶颞、耳颊等部腧穴。

（二）消毒

1.医者双手 医者应先用肥皂水洗手，待干再用 75% 乙醇棉球擦拭后，方可持针操作。

2.施术部位 持镊子或止血钳取 75% 乙醇棉球，对施术部位从中心向四周绕圈擦拭消毒。

（三）持针方法

1.两指持针法 以刺手拇、食二指捏持针柄，适于短针。

2.三指持针法 以刺手拇、食、中三指捏持针柄，适于各种长度针具。

3.四指持针法 以刺手拇、食、中、无名四指捏持针柄，适于长针。

4.持针身法 以刺手拇、食二指捏持针身下端，适于长针。

5.两手持针法 以押手拇、食二指捏持针身下端，刺手持针柄，适于长针。

（四）进针法

1.单手进针法 多用于较短毫针的进针。用刺手拇、食指持针，中指指端紧靠穴位，指腹抵住针身中部，当拇、食指向下用力时，中指也随之屈曲，将针刺入，直至所需的深度。

2.双手进针法

（1）指切进针法：又称爪切进针法，适用于短针的进针。用押手拇指或食指指端切按在腧穴皮肤上，刺手持针，紧靠押手切按腧穴的手指指甲面将针刺入腧穴。

（2）夹持进针法：又称骈指进针法，适用于长针的进针。用押手拇、食二指持捏无菌干棉球夹住针身下端，将针尖固定在拟刺腧穴的皮肤表面，刺手向下捻动针柄，押手同时向下用力，将针刺入腧穴。

（3）舒张进针法：主要用于皮肤松弛部位的腧穴。用押手食、中二指或拇、食二指将拟刺腧穴处的皮肤向两侧撑开，使皮肤绷紧，刺手持针，使针从押手食、中二或拇、食二指的中间刺入。

（4）提捏进针法：主要用于印堂穴等皮肉浅薄部位的腧穴。用押手拇、食二指将拟刺腧穴部位的皮肤提起，刺手持针，从捏起皮肤的上端将针刺入。

（五）针刺角度、方向和深度

根据针刺腧穴所在位置、患者体质、病情需要和针刺手法等实际，灵活运用。

（六）行针手法

1. 基本手法　行针的基本手法见表 2-1。

表 2-1　行针的基本手法

提插法	捻转法
指力均匀	
幅度 3～5 分	角度 180°～360°
频率 60～90 次/分钟	频率 90～100 次/分钟
保持针身垂直 不改变针刺角度方向	勿单向捻转
幅度大，频率快，刺激量大	角度大，频率快，刺激量大
幅度小，频率慢，刺激量小	角度小，频率慢，刺激量小

2. 辅助手法　循法、弹法、刮法、摇法、飞法、震颤法。

（七）单式补泻手法

1. 提插补泻

补法：得气后，先浅后深，重插轻提，提插幅度小，频率慢，操作时间短，以下插用力为主。

泻法：得气后，先深后浅，轻插重提，提插幅度大，频率快，操作时间长，以上提用力为主。

2. 捻转补泻

补法：得气后，捻转角度小，用力轻，频率慢，操作时间短，拇指向前用力重，向后用力轻。

泻法：得气后，捻转角度大，用力重，频率快，操作时间长，拇指向后用力重，向前用力轻。

3. 徐疾补泻

补法：进针后，浅层得气，随之缓慢进针至一定深度，再迅速退针至浅层，反复施行；出针时，快速退出并迅速按闭针孔。

泻法：快速进针至一定深度，得气后，随之缓慢退针至浅层，反复施行；出针时，徐缓退出并缓按针孔。

4. 迎随补泻

补法：针尖随着经脉循行去的方向刺入。

泻法：针尖迎着经脉循行来的方向刺入。

5. 呼吸补泻

补法：患者呼气时进针，吸气时出针。

泻法：患者吸气时进针，呼气时出针。

6. 开阖补泻

补法：出针后迅速按针孔。

泻法：出针时摇大针孔而不按。

7. 平补平泻　进针得气后均匀、平和地提插、捻转，并持续一定时间。

（八）出针方法

以押手（一般为左手）拇、食指持无菌干棉球轻轻按压针刺部位，右手持针做轻微的提捻动作，感觉针下松动后，将针缓缓退至皮下（不可单手用力过猛），再将针迅速退出；然后用无菌干棉球按压针孔片刻。如刺入较浅，针下无紧涩感，也可迅速将针退出。

三、灸法操作

（一）艾炷灸

隔姜灸：新鲜老姜一块，切成直径 2 ~ 3cm，厚约 0.3cm 的薄片，大小依穴而定，用针穿刺数孔。放在穴区，置大或中等艾炷放在其上，点燃。待患者有局部灼痛感时，略略提起姜片，或更换艾炷再灸。

（二）艾条灸

1. 温和灸　艾条燃端对准施灸部位的皮肤熏烤，局部温热而无灼痛，适用于一切灸治的病证。

2. 雀啄灸　艾条在皮肤上 3cm，燃端与施灸部位皮肤不固定在一定的距离，像鸟雀一样，一上一下移动。一般灸 5 分钟，热感较强。

（三）温针灸

针刺得气后并给予适当补泻手法，将针留在适当的深度，在针柄穿置一段长 1 ~ 2cm 的艾炷施灸，或在针尾搓捏少许艾绒点燃施灸，待燃尽，除去灰，再取出针。为防止艾火脱落，灸时嘱咐患者不要移动体位，并在施灸的下方垫一纸片，防止烫伤。

四、常用拔罐法操作

（一）闪火法

用止血钳或镊子夹 95% 乙醇棉球，一手握罐体，罐口朝下或斜下。将酒精棉球点燃后，使火在罐内绕 1 ~ 3 圈，将火退出，迅速将罐扣在应拔的部位。

注意：乙醇宜少，不能沾于罐口；切勿将罐口烧热，以免烫伤皮肤。

（二）闪罐法

将罐吸拔于所选部位，立即取下，再迅速吸拔、取下，如此反复，至皮肤潮红，不留瘀斑，动作迅速、准确。

（三）走罐法

先在拟操作部位涂润滑剂、水或药液，再用闪火法吸拔。以手握罐底，稍倾斜，沿肌肉、经络推拉，前方略提，后方着力，反复操作至紫红瘀血。吸拔后应立即走罐；动作轻柔，用力均匀、平稳、缓慢。

（四）留针罐法

留针时，以针为中心拔罐，留置 5 ~ 10 分钟后起罐、起针。

实训三　推拿技能操作 ▷▷▷▷

项目性质：综合操作训练。

项目学时：4 学时。

目的要求：熟练掌握推拿手法操作。

分组说明：每组 10 人，相互进行推拿操作训练。

教学内容：常见推拿手法操作：一指禅推法、㨰法、揉法、掌推法、搓法、拿法、抖法、环转摇颈法、肩关节摇法、掌按法。

教学方式：老师操作示范后，学生独立操作，老师可进行指导及点评。

推拿手法

一、一指禅推法

1. 含胸拔背，腰部挺起以保持上身正直；沉肩；垂肘；桡侧腕夹角为 90°～110°，腕部桡侧高于尺侧；食、中、无名、小指自然屈曲，手握空拳。

2. 拇指伸直盖住拳眼，以拇指中峰或罗纹面着力，稳实地支撑在治疗部位上。

3. 肘关节外伸和内屈带动前臂、腕部及拇指摆动，屈伸范围约为 20°。

4. 拇指着力点始终吸定在治疗部位。

5. 拇指指间关节及掌指关节自然屈伸。

6. 动作自然、流畅、平稳。

7. 摆动频率 120～160 次 / 分钟。

二、滚法

1.手握空拳，以食、中、无名、小指四指的近侧指间关节背侧的突起部着力。

2.垂肘、立臂、竖掌，前臂旋内约45°，腕关节自然屈曲约120°，并略尺屈，使着力部位的4个指间关节的突起部位全部贴附在治疗部位上。

3.在着力点的支撑下，在中立位至外旋、内旋位之间做均匀的内、外摆动。

4.着力点要紧贴在治疗部位上，不可离开或在其上摩擦。

5.灵活，不可强力按压。

6.频率120~160次/分钟。

三、揉法

1.以中指端、拇指端、掌、掌根、大鱼际、前臂尺侧腕屈肌群的肌腹、肘尖部或手握空拳以四指近侧端指间关节背侧突起部位着力。

2.在肩、肘、前臂与腕关节的协同下，做小幅度的环旋转动，并带动施术处的皮肤一起做环旋揉动。

3.操作柔和，揉动的幅度由小到大，用力先轻后重。

4.不能与皮肤表面发生摩擦或者滑动。

5.操作频率120~160次/分钟。

四、掌推法

1.以指、掌、拳或肘部着力，紧贴体表，运用适当的压力，做单方向的直线推压移动。

2.推进移动宜缓慢。

3.单方向直线操作，不可歪斜。

4.指平推移动距离宜短，掌平推、拳平推和肘平推移动距离宜长。

5.屈指平推、拳平推和肘平推应顺着肌纤维的方向移动，要避开骨性突起。

五、搓法

1.马步，双腿下蹲，上身略向前倾，双手向前伸出。

2.双手掌相对用力，对被夹持的肢体快速地来回搓揉，并同时上下往返移动。

3.夹持力不能过紧，以搓动肢体为度。

4.快搓慢移。

六、拿法

1.肩部肌肉放松，自然下垂，肩关节略向前外方伸出 15°～30°，使腋下可容纳一拳头；肘关节屈曲 120°左右，肘尖指向下方，肘略低于腕。

2.腕关节略屈，拇指与其余二指或四指各指间关节伸直，掌指关节屈曲 110°～120°。

3.用指面夹持住治疗部位筋腱或肌束，然后夹持、提起，并同时捻揉刺激数次后放下，如此反复。

4.各动作环节要协调，腕部要放松，动作柔和、灵活并富有节律；提拿时不要仅夹表皮，更不能用指甲着力抠掐治疗部位。

5.提拿的力量要深重，但加力要缓慢柔和而均匀，用力要由轻到重，再由重到轻。

七、抖法

1.术者双手握住受术者上肢或者下肢的远端，用力做连续小幅度的上下颤动。

2.操作时动作要连续、轻松，固定肢体的双手不要捏得太紧。

3.颤动的幅度要由小到大，频率要快。

4.术者自然呼吸，不能屏气。

八、环转摇颈法

1.术者立于受术者侧后方，一手握住颏部，另一手握住枕部或顶骨上方，术者双手反向用力引导受术者头颈做由右向左或由左向右的反复环转运动，摇动颈椎。

2.摇动时，幅度要由小渐大，速度缓慢。

九、肩关节摇法

1.托肘环转摇肩法

（1）术者站在受术者一侧，固定手按压住其肩关节近侧肩峰处，动作手手掌托握住其肘部，将受术者手臂放在自己的前臂上。

（2）动作手将受术者上臂由前向后，再从后向前反复环转摇动肩部。

（3）摇动时，幅度要由小渐大，速度缓慢。

2. 大幅度环转摇肩法

（1）步势取大丁字步，双足距离略宽于肩。

（2）术者站在受术者外侧略向前方的位置，双手握住受术者腕关节，做由前上向后下方向的大幅度环转摇肩。

（3）下肢前后进退，配合双手的环转动作，以调节自身的体位，使手法动作在整体上自然、流畅、连贯、运用自如。

（4）摇动时，幅度要由小渐大，速度缓慢。

十、掌按法

1. 受术者俯卧位，术者站于一侧。

2. 以双手掌叠按或单手掌按压治疗部位。

3. 术者含胸拔背，上身略向前倾。

4. 垂直于体表向下按压。

5. 力量由轻而重，得气后稍作停留，再逐渐减力。着力部位要紧贴体表，不可移动。

6. 作用于背部时，不可在吸气过程中按压，以免造成损伤，同时应使受术者俯卧于平坦、柔软的床上，受术者的胸前不要有硬物（如扣子），以免损伤。

实训四　　中药辨识及应用 ▷▷▷

项目性质：综合操作训练。

项目学时：4 学时。

目的要求：熟练掌握 150 味中药的辨识及应用。

教学内容：150 味中药的来源、鉴别要点，性味归经、功效、主治、用法用量及使用注意。

第一节　中药来源及鉴别要点

麻　黄

【来源】为麻黄科植物草麻黄 *Ephedra sinica* Stapf、中麻黄 *E. intermedia* Schrenk et C.A.Mey. 或木贼麻黄 *E. equisetina* Bge. 的干燥草质茎。

【鉴别要点】麻黄细长圆柱形，表面黄绿色，有细纵脊线，膜质鳞叶，髓部红棕色。

桂　枝

【来源】为樟科植物肉桂 *Cinnamomum cassia* Presl 的干燥嫩枝。

【鉴别要点】呈长圆柱形，表面红棕色至棕色，有纵棱线、细皱纹及小疙瘩状的叶痕、枝痕和芽痕，皮孔点状。质硬而脆，易折断。断面皮部红棕色，木部黄白色至浅黄棕色，髓部略呈方形。有特异香气，味甜、微辛，皮部味较浓。

防　风

【来源】为伞形科植物防风 *Saposhnikovia divaricata* (Turcz.) Schischk. 的干燥根。

【鉴别要点】根头部有明显密集的环纹，习称"蚯蚓头"；断面有"菊花心"。

白　芷

【来源】为伞形科植物白芷 *Angelica dahurica* (Fisch. ex Hoffm.) Benth.et Hook. f. 或杭白芷 *A.dahurica* (Fisch.ex Hoffm.) Benth.et Hook.f.var.*formosana* (Boiss.) Shan et Yuan 的干燥根。

【鉴别要点】药材呈长圆锥形，有多数皮孔样横向突起，习称"疙瘩丁"，断面白色或灰白色，显粉性，皮部散有多数棕色油点，形成层环棕色。

细　辛

【来源】为马兜铃科植物北细辛 *Asarum heterotropoides* Fr.Schmidt var.*mandshuricum* (Maxim.) Kitag.、汉城细辛 *A. sieboldii* Miq.var.*seoulense* Nakai 或华细辛 *A. sieboldii* Miq. 的干燥根和根茎。

【鉴别要点】根细长，密生节上，有须根及须根痕；质脆，易折断，断面平坦，黄白色或白色。气辛香，味辛辣、麻舌。

辛　夷

【来源】为木兰科植物望春花 *Magnolia biondii* Pamp.、玉兰 *M. denudata* Desr. 或武当玉兰 *M. sprengeri* Pamp. 的干燥花蕾。

【鉴别要点】药材形似毛笔头；梗上有类白色的点状皮孔；外表面密被灰白色或灰绿色、有光泽的长茸毛。

薄　荷

【来源】为唇形科植物薄荷 *Mentha haplocalyx* Briq. 的干燥地上部分。

【鉴别要点】茎呈方柱形，表面紫棕色或淡绿色，质脆，断面白色，髓部中空；叶对生，轮伞花序腋生；揉搓后有特殊清凉香气，味辛凉。

牛蒡子

【来源】为菊科植物牛蒡 *Arctium lappa* L. 的干燥成熟果实。

【鉴别要点】呈长倒卵形，略扁，表面带紫黑色斑点，有数条纵棱，通常中间

1～2条较明显，顶端钝圆，稍宽，顶面有圆环，中间具点状花柱残迹；基部略窄，着生面色较淡。味苦后微辛而稍麻舌。

蝉　蜕

【来源】为蝉科昆虫黑蚱 *Cryptotympana pustulata* Fabricius 的若虫羽化时脱落的皮壳。

【鉴别要点】略呈椭圆形而弯曲，长约3.5cm，宽约2cm。表面黄棕色，半透明，有光泽。头部有丝状触角1对，多已断落，复眼突出。额部先端突出，口吻发达，上唇宽短，下唇伸长成管状。胸部背面呈十字形裂开，裂口向内卷曲，脊背两旁具小翅2对；腹面有足3对，被黄棕色细毛。腹部钝圆，共9节。体轻，中空，易碎。气微，味淡。

桑　叶

【来源】为桑科植物桑 *Morus alba* L. 的干燥叶。

【鉴别要点】多皱缩、破碎。完整者有柄，叶片展平后呈卵形或宽卵形，先端渐尖，基部截形、圆形或心形，边缘有锯齿或钝锯齿。上表面黄绿色或浅黄棕色，有的有小疣状突起；下表面颜色稍浅，叶脉突出，小脉网状，脉上被疏毛，脉基具簇毛。质脆。气微，味淡、微苦涩。

菊　花

【来源】为菊科植物菊 *Chrysanthemum morifolium* Ramat. 的干燥头状花序。

【鉴别要点】菊花分黄菊花、白菊花及野菊花，呈不规则球形或扁球形，头状花序，外轮舌状花，中央管状花。

柴　胡

【来源】为伞形科植物柴胡 *Bupleurum chinense* DC. 或狭叶柴胡 *B. scorzonerifolium* Willd. 的干燥根。

【鉴别要点】柴胡外表皮黑褐色或浅棕色。质硬而韧，不易折断，断面呈片状纤维性，皮部浅棕色，木部黄白色。南柴胡顶端细毛状枯叶纤维，质稍软易折断，断面不显纤维性，有败油气。

葛　根

【来源】为豆科植物野葛 *Pueraria lobata* (Willd.) Ohwi 的干燥根。

【鉴别要点】纤维性强，味微甜。

升　麻

【来源】为毛茛科植物大三叶升麻 *Cimicifuga heracleifolia* Kom.、兴安升麻 *C. dahurica* (Turcz.) Maxim. 或升麻 *C. foetida* L. 的干燥根茎。

【鉴别要点】升麻药材上面有数个圆形空洞的茎基痕，洞内壁显网状沟纹，断面有裂隙，纤维性。

石　膏

【来源】为硫酸盐类矿物石膏族石膏。

【鉴别要点】为纤维状的集合体，呈长块状，白色、灰白色或淡黄色，纵断面具绢丝样光泽，条痕白色。

知　母

【来源】为百合科植物知母 *Anemarrhena asphodeloides* Bge. 的干燥根茎。

【鉴别要点】药材呈长条状，一端有浅黄色的茎叶残痕，习称"金包头"；嚼之带黏性。

芦　根

【来源】为禾本科植物芦苇 *Phragmites communis* Trin. 的新鲜或干燥根茎。

【鉴别要点】

1. 鲜芦根：呈长圆柱形，表面黄白色，有光泽，外皮疏松可剥离。节呈环状，有残根及芽痕。体轻，质韧，不易折断。切断面黄白色，中空，有小孔排列成环。气微，味甘。

2. 干芦根：呈扁圆柱形。节处较硬，节间有纵皱纹。

天花粉

【来源】为葫芦科植物栝楼 *Trichosanthes kirilowii* Maxim. 或双边栝楼 *T. rosthornii*

Harms 的干燥根。

【鉴别要点】断面白色或淡黄色，富粉性，有黄色的木质部小孔。

栀　子

【来源】为茜草科植物栀子 *Gardenia jasminoides* Ellis 的干燥成熟果实。

【鉴别要点】呈长卵圆形或椭圆形，表面红黄色或棕红色，具 6 条翅状纵棱，棱间常有 1 条明显的纵脉纹，果皮薄而脆，略有光泽。种子多数，扁卵圆形，集结成团，深红色或红黄色，表面密具细小疣状突起。

夏枯草

【来源】为唇形科植物夏枯草 *Prunella vulgaris* L. 的干燥果穗。

【鉴别要点】呈圆柱形，略扁，淡棕色至棕红色。全穗由数轮至十数轮宿萼与苞片组成，每轮有对生苞片 2 片，呈扇形，先端尖尾状，脉纹明显，外表面有白毛。每一苞片内有花 3 朵，花冠多已脱落，宿萼二唇形，内有小坚果 4 枚，卵圆形，棕色，尖端有白色突起。体轻。气微，味淡。

决明子

【来源】为豆科植物决明 *Cassia obtusifolia* L. 或小决明 *C. tora* L. 的干燥成熟种子。

【鉴别要点】决明子呈菱状方形或短圆柱形，两端平行倾斜；背腹面各有一条凸起的棱线；平滑有光泽。

黄　连

【来源】为毛茛科植物黄连 *Coptis chinensis* Franch.、三角叶黄连 *C. deltoidea* C.Y. Cheng et Hsiao 或云连 *C. teeta* Wall. 的干燥根茎。

【鉴别要点】

1. 味连多分枝，常弯曲，集聚成簇，形如鸡爪，味极苦。

2. 雅连多为单枝，过桥较长（节间表面平滑如茎杆，习称"过桥"），味极苦。

3. 云连多为单枝，弯曲呈钩，形如蝎尾，味极苦。

黄　芩

【来源】为唇形科植物黄芩 *Scutellaria baicalensis* Georgi 的干燥根。

【鉴别要点】老根中心枯朽状或中空。

黄　柏

【来源】为芸香科植物黄皮树 *Phellodendron chinense* Schneid. 的干燥树皮。

【鉴别要点】多为板片状，断面纤维性，呈裂片状分层，味极苦。

生地黄

【来源】为玄参科植物地黄 *Rehmannia glutinosa* Libosch. 的新鲜或干燥块根。

【鉴别要点】呈不规则团块或长圆形，中间膨大，两端稍细，有的细长条状，稍扁而扭曲。表面灰黑色或棕灰色，极皱缩，具不规则的横曲纹。体重，质较软韧，断面灰黑色、棕黑色或乌黑色，微有光泽，具黏性。气微，味微甜。

玄　参

【来源】为玄参科植物玄参 *Scrophularia ningpoensis* Hemsl. 的干燥根。

【鉴别要点】药材呈类圆柱形，中部略粗或上粗下细，有的微弯曲。表面灰黄色或灰褐色。断面黑色，微有光泽，气特异似焦糖。

牡丹皮

【来源】为毛茛科植物牡丹 *Paeonia suffruticosa* Andr. 的干燥根皮。

【鉴别要点】药材表面有横长皮孔样突起，栓皮脱落处粉红色，内表面常见发亮结晶，断面平坦、粉红色，气芳香。

赤　芍

【来源】为毛茛科植物芍药 *Paeonia lactiflora* Pall. 或川赤芍 *P. veitchii* Lynch 的干燥根。

【鉴别要点】药材为圆柱形，棕褐色，粗糙，断面粉白色或粉红色，皮部窄，木部放射状纹理明显，有的有裂隙，易折断。

金银花

【来源】为忍冬科植物忍冬 *Lonicera japonica* Thunb. 的干燥花蕾或带初开的花。

【鉴别要点】呈棒状，上粗下细，略弯曲。表面黄白色或绿白色，密被短柔毛。

连　翘

【来源】为木犀科植物连翘 *Forsythia suspensa* (Thunb.) Vahl 的干燥果实。

【鉴别要点】呈长卵形，表面有不规则纵皱纹和多数突起的小斑点，两面各有 1 条明显的纵沟。青翘多不开裂，老翘自顶端开裂或裂成两瓣。

板蓝根

【来源】为十字花科植物菘蓝 *Isatis indigotica* Fort. 的干燥根。

【鉴别要点】根头略膨大，味微甜后苦涩，有纵皱纹、横长皮孔样突起及支根痕。

蒲公英

【来源】为菊科植物蒲公英 *Taraxacum mongolicum* Hand.–Mazz.、碱地蒲公 *T. borealisinense* Kitam. 或同属数种植物的干燥全草。

【鉴别要点】呈皱缩卷曲的团块。根呈圆锥形，多弯曲，表面棕褐色，抽皱。根头部有棕褐色或黄白色的茸毛，有的已脱落。叶基生，多皱缩破碎，绿褐色或暗灰色。花茎 1 至数条，每条顶生头状花序。花冠黄褐色或淡黄白色，有的可见具白色冠毛的长椭圆形瘦果。气微，味微苦。

野菊花

【来源】为菊科植物野菊 *Chrysanthemum indicum* L. 的干燥头状花序。

【鉴别要点】野菊化呈类球形，棕黄色。舌状花 1 轮，黄色至棕黄色，皱缩卷曲；管状花多数，深黄色。体轻，气芳香，味苦。

鱼腥草

【来源】为三白草科植物蕺菜 *Houttuynia cordata* Thunb. 的新鲜全草或干燥地上部分。

【鉴别要点】茎呈圆柱形，节明显，下部节上有须根，无毛或被疏毛。叶片多破碎，上表面黄棕色至暗棕色。穗状花序顶生。搓碎具鱼腥气，味涩。

大血藤

【来源】为木通科植物大血藤 *Sargentodoxa cuneata* (Oliv.) Rehd.et Wils. 的干燥藤茎。

【鉴别要点】呈圆柱形，略弯曲。外皮常呈鳞片状剥落，剥落处显暗红棕色。断面皮部红棕色，有数处向内嵌入木部（"血红的车轮"）。

土茯苓

【来源】为百合科植物光叶菝葜 *Smilax glabra* Roxb. 的干燥根茎。

【鉴别要点】药材呈圆柱形，表面黄棕色，切面类白色至淡棕色，粉性，可见点状维管束及多数小亮点，以水湿润后有黏滑感。气微，味微甘、涩。

白头翁

【来源】为毛茛科植物白头翁 *Pulsatilla chinensis* (Bge.) Regel 的干燥根。

【鉴别要点】呈类圆柱形或圆锥形，稍扭曲，表面黄棕色或棕褐色，具不规则纵皱纹或纵沟，皮部易脱落，露出黄色的木部，有的有网状裂纹或裂隙，近根头处常有朽状凹洞。根头部稍膨大，有白色绒毛，有的可见鞘状叶柄残基。质硬而脆，断面皮部黄白色或淡黄棕色，木部淡黄色。气微，味微苦涩。

青　蒿

【来源】为菊科植物黄花蒿 *Artemisia annua* L. 的干燥地上部分。

【鉴别要点】茎圆柱形，表面黄绿色或棕黄色，具纵棱线。质略硬，易折断，断面黄白色，中部有白色的髓。叶互生，暗绿色或棕绿色，完整者展平后为三回羽状深裂，裂片及小裂片矩圆形，两面被短毛。

地骨皮

【来源】为茄科植物枸杞 *Lycium chinense* Mill. 或宁夏枸杞 *L. barbarum* L. 的干燥根皮。

【鉴别要点】呈筒状或槽状，外表面灰黄色至棕黄色，粗糙，有不规则纵裂纹，易成鳞片状剥落。内表面黄白色至灰黄色，较平坦，有细纵纹。体轻，质脆，易折断，断面不平坦，内层灰白色。

大　黄

【来源】为蓼科植物掌叶大黄 *Rheum palmatum* L.、唐古特大黄 *R. tanguticum* Maxim. ex Balf. 或药用大黄 *R. officinale* Baill. 的干燥根和根茎。

【鉴别要点】根茎髓部宽广，有"星点"环列，嚼之黏牙，有砂粒感。

芒　硝

【来源】为硫酸盐类矿物芒硝族芒硝经加工精制而成的结晶体。

【鉴别要点】为棱柱状、长方形或不规则块状及粒状。无色透明或类白色半透明。质脆，易碎，断面呈玻璃样光泽。无臭，味咸

番泻叶

【来源】为豆科植物狭叶番泻 *Cassia angustifolia* Vahl 或尖叶番泻 *C. acutifolia* Delile 的干燥小叶。

【鉴别要点】长卵形或卵状披针形，气微弱而特异，味微苦，稍有黏性。

火麻仁

【来源】为桑科植物大麻 *Cannabis sativa* L. 的干燥成熟种子。

【鉴别要点】卵圆形，表面灰绿色或灰黄色，有微细的白色或棕色网纹，两边有棱，顶端略尖，基部有1圆形果梗痕。果皮薄而脆，易破碎。种皮绿色，子叶2，乳白色，富油性。气微，味淡。

郁李仁

【来源】为蔷薇科植物欧李 *Prunus humilis* Bge.、郁李 *Prunus japonica* Thunb. 或长柄扁桃 *Prunus pedunculata* Maxim. 的干燥成熟种子，前三种习称"小李仁"，后一种称"大李仁"。

【鉴别要点】

1. 小李仁：呈卵形，长 5～8mm，直径 3～5mm。表面黄白色或浅棕色，一端

尖，另端钝圆。尖端一侧有线形种脐，圆端中央有深色合点，自合点处向上具多条纵向维管束脉纹。种皮薄，子叶 2，乳白色，富油性。气微，味微苦。

2.大李仁：长 6～10mm，直径 5～7mm，表面黄棕色。

独　活

【来源】为伞形科植物重齿毛当归 *Angelica pubescens* Maxim.f.*biserrata* Shan et Yuan 的干燥根。

【鉴别要点】略圆柱形，下部 2～3 分枝或更多，长 10～30cm。根头部膨大，圆锥状，多横皱纹，直径 1.5～3cm，顶端有茎、叶的残基或凹陷，表面灰褐色或棕褐色，具纵皱纹，有隆起的横长皮孔及稍突起的细根痕。质较硬，受潮则变软，断面皮部灰白色，有多数散在的棕色油室，木部灰黄色至黄棕色，形成层环棕色。有特异香气，味苦、辛，微麻舌。

威灵仙

【来源】为毛茛科植物威灵仙 *Clematis chinensis* Osbeck、棉团铁线莲 *C. hexapetala* Pall. 或东北铁线莲 *C. manshurica* Rupr. 的干燥根和根茎。

【鉴别要点】

1.威灵仙：根茎呈柱状，表面淡棕黄色，下侧着生多数细根。根呈细长圆柱形，稍弯曲，表面黑褐色，有细纵纹，有的皮部脱落，露出黄白色木部。质硬脆，易折断，断面皮部较广，木部淡黄色，略呈方形，皮部与木部间常有裂隙。气微，味淡。

2.棉团铁线莲：根茎呈短柱状，长 1～4mm，直径 5～10mm。根长 4～20cm，直径 1～2mm；表面棕褐色至棕黑色，断面木部圆形，味咸。

3.辣蓼铁线莲：根茎呈柱状，长 1～11cm，直径 5～25mm。根较密集，长 5～23cm，直径 1～4mm；表面棕黑色，断面木部近圆形，味辛辣。

徐长卿

【来源】为萝藦科植物徐长卿 *Cynanchum paniculatum* (Bge.) Kitag. 的干燥根或根茎。

【鉴别要点】呈不规则柱状，有盘节，根茎节处周围着生多数根。根呈细长圆柱形，弯曲，表面淡黄白色、淡棕黄色或棕色。质脆，易折断，断面粉性，皮部类白色或黄白色，形成层环淡棕色，木部细小。气香，味微辛凉。

川　乌

【来源】为毛茛科植物乌头 *Aconitum carmichaelii* Debx. 的干燥母根。

【鉴别要点】不规则的圆锥形，稍弯曲，顶端常有残茎，中部多向一侧膨大，表面棕褐色或灰棕色，皱缩，有小瘤状侧根及子根脱离后的痕迹。钉角。质坚实，断面类白色或浅灰黄色，形成层环纹呈多角形。气微，味辛辣、麻舌。

路路通

【来源】为金缕梅科植物枫香树 *Liquidambar formosana* Hance 的干燥成熟果序。

【鉴别要点】为聚花果，由多数小蒴果集合而成，呈球形，直径 2～3cm。基部有总果梗。表面灰棕色或棕褐色，有多数尖刺和喙状小钝刺，长 0.5～1mm，常折断，小蒴果顶部开裂，呈蜂窝状小孔。体轻，质硬，不易破开。气微，味淡。

木　瓜

【来源】为蔷薇科植物贴梗海棠 *Chaenomeles speciosa* (Sweet) Nakai 的干燥近成熟果实。

【鉴别要点】外表面紫红色或红棕色，有不规则的深皱纹，味酸。

防　己

【来源】为防己科植物粉防己 *Stephania tetrandra* S.Moore 的干燥根。

【鉴别要点】断面粉性，有排列稀疏的放射状纹理——车轮纹。

五加皮

【来源】为五加科植物细柱五加 *Acanthopanax gracilistylus* W.W.Smith 的干燥根皮。

【鉴别要点】呈不规则卷筒状，厚约 2mm。外表面灰褐色，有稍扭曲的纵皱纹及横长皮孔样斑痕；内表面淡黄色或灰黄色，有细纵纹。体轻，质脆，易折断，断面不整齐，灰白色。气微香，味微辣而苦。

桑寄生

【来源】为桑寄生科植物桑寄生 *Taxillus chinesis* (DC.) Danser. 的干燥带叶茎枝。

【鉴别要点】茎枝圆柱形，表面红褐色或灰褐色，具细纵纹，并有多数细小凸起的棕色皮孔，嫩枝有的可见棕褐色茸毛。质坚硬，断面不整齐，皮部红棕色，木部色较浅。叶多卷曲，具短柄。叶片展平后呈卵形或椭圆形，表面黄褐色，幼叶被细茸毛，先端钝圆，基部圆形或呈宽楔形，革质。无臭，味涩。

狗　脊

【来源】为蚌壳蕨科植物金毛狗脊 *Cibotium barometz* (L.) J.Sm. 的干燥根茎。

【鉴别要点】金黄色绒毛，近边缘 1~4mm 处有一条棕黄色隆起的木质部环纹。

广藿香

【来源】为唇形科植物广藿香 *Pogostemon cablin* (Blanco) Benth. 的干燥地上部分。

【鉴别要点】茎略呈方柱形，表面被柔毛。质脆，易折断，断面中部有白色髓。叶片两面均被灰白色绒毛，先端短尖或钝圆，边缘具大小不规则的钝齿。气香特异。

厚　朴

【来源】为木兰科植物厚朴 *Magnolia officinalis* Rehd.et Wils. 或凹叶厚朴 *Magnolia officinalis* Rehd.et Wils.var.*biloba* Rehd.et Wils. 的干燥干皮、根皮及枝皮。

【鉴别要点】双卷筒状，具细密纵纹，划之显油痕。质坚硬，不易折断，断面颗粒性，外层灰棕色，内层紫褐色或棕色。

苍　术

【来源】为菊科植物茅苍术 *Atractylodes lancea* (Thunb.) DC. 或北苍术 *A. chinensis* (DC.) Koidz. 的干燥根茎。

【鉴别要点】呈不规则连珠状或结节状，质坚实，断面黄白色或灰白色，散有多数棕红色油室，可析出白色细针状结晶。

砂　仁

【来源】为姜科植物阳春砂 *Amomum villosum* Lour.、绿壳砂 *A. villosum* Lour. var. *xanthioides* T.L.Wu et Senjen 或海南砂 *A. longiligulare* T.L.Wu 的干燥成熟果实。

【鉴别要点】密生刺状突起，气芳香浓烈。

豆　蔻

【来源】为姜科植物白豆蔻 *Amomum kravanh* Pierre ex Gagnep. 或爪哇白豆蔻 *A.compactum* Soland ex Maton 的干燥成熟果实。

【鉴别要点】呈类球形，表面黄白色至淡黄棕色，气芳香，味辛凉略似樟脑。

茯　苓

【来源】为多孔菌科真菌茯苓 *Poria cocos* (Schw.)Wolf 的干燥菌核。

【鉴别要点】体重，质坚实，断面颗粒性，嚼之黏牙。

薏苡仁

【来源】为禾本科植物薏苡 *Coix lacryma-jobi* L.var.*ma-yuen* (Roman.) Stapf 的干燥成熟种仁。

【鉴别要点】呈宽卵形或长椭圆形。表面乳白色，光滑，腹面有 1 条较宽而深的纵沟。质坚实，断面白色，粉性。气微，味微甜。

泽　泻

【来源】为泽泻科植物泽泻 *Alisma orientale* (Sam.) Juzep. 的干燥块茎。

【鉴别要点】本品呈类球形、椭圆形或卵圆形。表面黄白色或淡黄棕色，有不规则的横向环状浅沟纹及多数细小突起的须根痕，底部有的有瘤状芽痕。质坚实，断面黄白色，粉性，有多数细孔。气微，味微苦。

玉米须

【来源】为禾本科植物玉蜀黍 *Zea mays* L. 的花柱和柱头。

【鉴别要点】本品常集结成疏松团簇，花柱线形或须状，淡绿色、黄绿色至棕红色，有光泽。质柔软。气微，味微甜。

车前子

【来源】为车前科植物车前 *Plantago asiatica* L. 或平车前 *P. depressa* Willd. 的干燥成熟种子。

【鉴别要点】本品呈椭圆形、不规则长圆形或三角状长圆形，略扁，表面黄棕色至黑褐色，有细皱纹，一面有灰白色凹点状种脐。质硬。气微，味淡。

滑 石

【来源】为硅酸盐类矿物滑石族滑石。

【鉴别要点】本品多为块状集合体。呈不规则的块状。白色、黄白色或淡蓝灰色，有蜡样光泽。质软，细腻，手摸有滑润感，无吸湿性，置水中不崩散。无臭，无味。

金钱草

【来源】为报春花科植物过路黄 *Lysimachia christinae* Hance 的干燥全草。

【鉴别要点】本品常缠结成团，无毛或被疏柔毛。叶对生，多皱缩，展平后呈宽卵形或心形，主脉明显突起，用水浸后，对光透视可见黑色或褐色条纹。有的带花，花黄色，单生叶腋，具长梗。蒴果球形。气微，味淡。

茵 陈

【来源】为菊科植物滨蒿 *Artemisia scoparia* Waldst.et Kit. 或茵陈蒿 *A. capillaris* Thunb. 的干燥地上部分。

【鉴别要点】

1.绵茵陈：多卷曲成团状，灰白色或灰绿色，全体密被白色茸毛，绵软如绒。先端尖锐。气清香，味微苦。

2.茵陈蒿：茎呈圆柱形，表面淡紫色或紫色，有纵条纹，被短柔毛。体轻，质脆，断面类白色。瘦果长圆形，黄棕色。气芳香，味微苦。

附 子

【来源】为毛茛科植物乌头 *Aconitum carmichaeli* Debx. 的子根加工品。

【鉴别要点】

1. 盐附子：呈圆锥形，横切面灰褐色，可见充满盐霜的小空隙和多角形形成层环纹，环纹内侧导管束排列不整齐。气微，味咸而麻，刺舌。

2. 黑顺片：为纵切片，切面暗黄色，油润具光泽，半透明状，并有纵向导管束。质硬而脆，断面角质样。气微，味淡。

3. 白附片：无外皮，黄白色，半透明。

干 姜

【来源】为姜科植物姜 *Zingiber officinale* Rosc. 的干燥根茎。

【鉴别要点】呈不规则块状，略扁，具指状分枝，表面灰棕色或浅黄棕色，粗糙，具纵皱纹及明显的环节。断面黄白色或灰白色，显粉性和颗粒性，有一明显圆环（内皮层），有筋脉点（维管束）散在，可见黄色油点。气香，味辛辣。

肉 桂

【来源】为樟科植物肉桂 *Cinnamomum cassia* Presl 的干燥树皮。

【鉴别要点】浅槽状或卷筒状。外表面灰棕色，稍粗糙，有横向微突起的皮孔及细皱纹；内表面棕红色，平滑，有细纵纹，划之显油痕。质硬脆，断面颗粒性，外层棕色，内层红棕色而油润，两层间有 1 条淡黄色线纹（石细胞带）。气香浓烈，味甜、辣。

吴茱萸

【来源】为芸香科植物吴茱萸 *Euodia rutaecarpa* (Juss.) Benth.、石虎 *E. rutaecar-pa* (Juss.) Benth.var.*officinalis* (Dode) Huang 或疏毛吴茱萸 *E. rutaecarpa* (Juss.) Benth. var.*bodinieri* (Dode) Huang 的干燥近成熟果实。

【鉴别要点】扁球形，常具五钝棱，质硬而脆。嗅之有冲鼻的辛烈香气，嚼之有苦辣味。饱满、色暗绿、均匀、不开口、味苦辣及香气浓郁。

丁　香

【来源】为桃金娘科植物丁香 *Eugenia caryophyllata* Thunb. 的干燥花蕾。

【鉴别要点】略呈研棒状，上部有4枚三角状的萼片，十字状分开。富油性，气芳香浓烈，味辛辣、有麻舌感。

陈　皮

【来源】为芸香科植物橘 *Citrus reticulata* Blanco 及其栽培变种的干燥成熟果皮。

【鉴别要点】常剥成数瓣，基部相连，有的呈不规则的片状，厚1~4mm。外表面橙红色或红棕色，有细皱纹和凹下的点状油室；内表面浅黄白色，粗糙，附黄白色或黄棕色筋络状维管束。质稍硬而脆。气香，味辛、苦。

青　皮

【来源】为芸香科植物橘 *Citrus reticulata* Blanco 及其栽培变种的干燥幼果或未成熟果实的果皮。

【鉴别要点】

1.四花青皮：果皮剖成4裂片，裂片长椭圆形，外表面灰绿色或黑绿色，密生多数油室；内表面类白色或黄白色，粗糙，附黄白色或黄棕色小筋络。质稍硬，易折断，断面外缘有油室1~2列。气香，味苦、辛。

2.个青皮：呈类球形表面灰绿色或黑绿色，微粗糙，有细密凹下的油室，顶端有稍突起的柱基，基部有圆形果梗痕。质硬，断面果皮黄白色或淡黄棕色。气清香，味酸、苦、辛。

枳　实

【来源】为芸香科植物酸橙 *Citrus aurantium* L. 及其栽培变种或甜橙 *C. sinensis* Osbeck 的干燥幼果。

【鉴别要点】本品呈半球形，少数为球形，直径0.5~2.5cm。外果皮黑绿色或暗棕绿色，具颗粒状突起和皱纹，有明显的花柱残迹或果梗痕。切面中果皮略隆起，厚0.3~1.2cm，黄白色或黄褐色，边缘有1~2列油室，瓤囊棕褐色。质坚硬。

气清香，味苦、微酸。

木 香

【来源】为菊科植物木香 *Aucklandia lappa* Decne. 的干燥根。

【鉴别要点】呈圆柱形或半圆柱形，断面有放射状纹理及散在的褐色点状油室，气香特异，味微苦。

乌 药

【来源】为樟科植物乌药 *Lindera aggregata* (Sims) Kosterm. 的干燥块根。

【鉴别要点】药材多呈纺锤状，略弯曲，有的中部收缩成连珠状。表面黄棕色或黄褐色，有纵皱纹及稀疏的细根痕。质坚硬。切面黄白色或淡黄棕色，射线放射状，可见午轮环纹，中心颜色较深。气香，味微苦、辛，有清凉感。

香 附

【来源】为莎草科植物莎草 *Cyperus rotundus* L. 的干燥根茎。

【鉴别要点】呈纺锤形，有的略弯曲。表面棕褐色或黑褐色，有纵皱纹，并有 6～10 个略隆起的环节，节上有未除净的棕色毛须和须根断痕。去净毛须者较光滑，环节不明显。质硬，内皮层环纹明显，中柱色较深，点状维管束散在。气香，味微苦。

佛 手

【来源】为芸香科植物佛手 *Citrus medica* L.var.*sarcodactylis* Swingle 的干燥果实。

【鉴别要点】饮片为类椭圆形或卵圆形的薄片，常皱缩或卷曲，顶端稍宽，常有 3～5 个手指状的裂瓣，基部略窄，有的可见果梗痕。外皮黄绿色或橙黄色，有皱纹和油点。果肉浅黄白色，散有凹凸不平的线状或点状维管束。质硬而脆，受潮后柔韧。气香，味微甜后苦。

山 楂

【来源】为蔷薇科植物山里红 *Crataegus pinnatifida* Bge.var.*major* N.E.Br. 或山楂 *C. pinnatifida* Bge. 的干燥成熟果实

【鉴别要点】饮片为圆形片，皱缩不平，外皮红色，具皱纹，有灰白色小斑点。果肉深黄色至浅棕色。中部横切片具 5 粒浅黄色果核，但核多脱落而中空。气微清香，味酸、微甜。

六神曲

【来源】为辣蓼、青蒿、杏仁等药加入面粉或麸皮混合后，经发酵制成的曲剂。

【鉴别要点】不规则细小块状或粗颗粒状物，表面灰白色至微黄色，粗糙，质脆易碎。有陈腐气，味微苦。

麦　芽

【来源】为禾本科植物大麦 *Hordeum vulgare* L. 的成熟果实经发芽干燥的炮制加工品。

【鉴别要点】药材呈梭形，表面淡黄色，背面为外稃包围，具 5 脉；腹面为内稃包围。除去内外稃后，腹面有 1 条纵沟；基部胚根处生出幼芽和须根，幼芽长披针状条形，长约 5mm。须根数条，纤细而弯曲。质硬，断面白色，粉性。气微，味微甘。

稻　芽

【来源】为禾本科植物稻 *Oryza sativa* L. 的成熟果实经发芽干燥的炮制加工品。

【鉴别要点】药材呈扁长椭圆形，两端略尖，长 7～9mm，直径约 3mm。外稃黄色，有白色细茸毛，具 5 脉。一端有 2 枚对称的白色条形浆片，长 2～3mm，于一个浆片内侧伸出弯曲的须根 1～3 条，长 0.5～1.2cm。质硬，断面白色，粉性。气微，味淡。

莱菔子

【来源】为十字花科植物萝卜 *Raphanus sativus* L. 的干燥成熟种子。

【鉴别要点】呈类卵圆形或椭圆形，稍扁。表面黄棕色、白色、红棕色或灰棕色。一端有深棕色圆形种脐，一侧有数条纵沟。种皮薄而脆，子叶 2，黄白色，有油性。气微，味淡、微苦辛。

槟　榔

【来源】为棕榈科植物槟榔 *Areca catechu* L. 的干燥成熟种子。

【鉴别要点】呈扁球形或圆锥形，高 1.5～3.5cm，底部直径 1.5～3cm。表面淡黄棕色或淡红棕色，具稍凹下的网状沟纹，底部中心有圆形凹陷的珠孔，其旁有 1 明显疤痕状种脐。质坚硬，不易破碎，断面可见棕色种皮与白色胚乳相间的大理石样花纹。气微，味涩、微苦。

大　蓟

【来源】为菊科植物蓟 *Cirsium japonicum* Fisch.ex DC. 的干燥地上部分。

【鉴别要点】叶片羽状深裂，边缘具不等长的针刺，两面均具灰白色丝状毛；茎呈圆柱形，有数条纵棱，被丝状毛；断面灰白色，髓部疏松或中空。头状花序顶生，球形或椭圆形，总苞黄褐色，羽状冠毛灰白色。气微，味淡。

槐　花

【来源】为豆科植物槐 *Sophora japonica* L. 的干燥花及花蕾。

【鉴别要点】皱缩而卷曲，花瓣多散落。完整者花萼钟状，黄绿色；花瓣 5，黄色或黄白色，1 片较大，近圆形，先端微凹，其余 4 片长圆形。雄蕊 10，其中 9 个基部连合，花丝细长。雌蕊圆柱形，弯曲。体轻。无臭，味微苦。

侧柏叶

【来源】为柏科植物侧柏 *Platycladus orientalis* (L.) Franco 的干燥枝梢和叶。

【鉴别要点】叶细小鳞片状，交互对生，贴伏于枝上，深绿色或黄绿色。质脆，易抗断。气清香，味苦涩、微辛。

白茅根

【来源】为禾本科植物白茅 *Imperata cylindrica* Beauv.var.*Major* (Nees) C.E.Hubb. 的干燥根茎。

【鉴别要点】药材呈长圆柱形，表面黄白色或淡黄色，微有光泽，具纵皱纹，节明显，稍突起，节间长短不等，断面皮部白色，多有裂隙，放射状排列，中柱淡黄色，易与皮部剥离。气微，味微甜。

三　七

【来源】为五加科植物三七 *Panax notoginseng* (Burk.) F.H.Chen 的干燥根和根茎。

【鉴别要点】有瘤状突起，断面微呈放射状排列，味苦回甜。

白　及

【来源】为兰科植物白及 *Bletilla striata* (Thunb.) Reichb.f. 的干燥块茎。

【鉴别要点】药材呈不规则扁圆形，多有 2～3 个爪状分枝。表面灰白色或黄白色，有数圈同心环节和棕色点状须根痕。质坚硬，不易折断，断面类白色，角质样。气微，味苦，嚼之有黏性。

仙鹤草

【来源】为蔷薇科植物龙芽草 *Agrimonia pilosa* Ledeb. 的干燥地上部分。

【鉴别要点】全体被白色柔毛，红棕色，上部方柱形，四面略凹陷，绿褐色，有纵沟和棱线，有节。体轻，质硬，易折断，断面中空。气微，味微苦。

川　芎

【来源】为伞形科植物川芎 *Ligusticum chuanxiong* Hort. 的干燥根茎

【鉴别要点】根茎为不规则结节状拳形团块。表面黄褐色至黄棕色，粗糙皱缩，有多数平行隆起的轮节。顶端有类圆形凹窝状茎痕，下侧及轮节上有多数细小的瘤状根痕。质坚实，不易折断，断面黄白色或灰黄，具波状环纹形成层，全体散有黄棕色油点。香气浓郁而特残，味苦，辛，微回甜，有麻舌感。纵切片边缘不整齐，呈蝴蝶状，习称"蝴蝶片"。

延胡索

【来源】为罂粟科植物延胡索 *Corydalis yanhusuo* W.T. Wang 的干燥块茎。

【鉴别要点】呈不规则的扁球形，直径 0.5～1.5cm。表面黄色或黄褐色，有不规则网状皱纹。顶端有略凹陷的茎痕，底部常有疙瘩状突起。质硬而脆，断面黄色，角质样，有蜡样光泽。气微，味苦。

郁 金

【来源】为姜科植物温郁金 *Curcuma wenyujin* Y.H.Chen et C.Ling、姜黄 *C. longa* L.、广西莪术 *C. kwangsiensis* S.G.Lee et C.F.Liang 或蓬莪术 *C. phaeocaulis* Val. 的干燥块根。

【鉴别要点】断面角质样，内皮层环明显。

丹 参

【来源】为唇形科植物丹参 *Salvia miltiorrhiza* Bge. 的干燥根和根茎。

【鉴别要点】老根外皮疏松，多显紫棕色，常呈鳞片状剥落。质硬而脆，断面疏松，有裂隙或略平整而致密，皮部棕红色，木部灰黄色或紫褐色，导管束黄白色，呈放射状排列。气微，味微苦涩。

桃 仁

【来源】为蔷薇科植物桃 *Prunus persica* (L.) Batsch 或山桃 *P. davidiana* (Carr.) Franch. 的干燥成熟种子。

【鉴别要点】呈扁长卵形，表面黄棕色至红棕色，密布颗粒状突起。一端尖，中部膨大，另端钝圆稍斜，边缘较薄。尖端一侧有短线形种脐，圆端有颜色略深不甚明显的合点，自合点处散出多数维管束。种皮薄，富油性。气微，味微苦。

红 花

【来源】为菊科植物红花 *Carthamus tinctorius* L. 的干燥花。

【鉴别要点】为不带子房的管状花，表面红黄色或红色。花冠筒细长，先端 5 裂，裂片呈狭条形。雄蕊 5，花药聚合成筒状，黄白色。柱头长圆柱形，顶端微分叉。质柔软，气微香，味微苦。

益母草

【来源】为唇形科植物益母草 *Leonurus japonicus* Houtt. 的新鲜或干燥地上部分。

【鉴别要点】茎方柱形，上部多分枝，四面凹下成纵沟，表面灰绿色或黄绿色。体轻，质韧，断面中部有白色髓。气微，味微苦。

牛　膝

【来源】为苋科植物牛膝 *Achyranthes bidentata* Bl. 的干燥根。

【鉴别要点】呈细长圆柱形，质硬脆，易折断，受潮后变软，断面平坦，淡棕色，略呈角质样而油润，中心维管束木质部较大，黄白色，其外围散有多数点状的维管束，排列成 2 ~ 4 轮。气微，味微甜而稍苦涩。

鸡血藤

【来源】本品为豆科植物密花豆 *Spatholobus suberectus* Dunn 的干燥藤茎。

【鉴别要点】韧皮部有树脂状分泌物呈红棕色至黑棕色，与木部相间排列呈数个同心性椭圆形环或偏心性半圆形环；髓部偏向一侧。气微，味涩。

莪　术

【来源】为姜科植物蓬莪术 *Curcuma phaeocaulis* Val.、广西莪术 *C. kwangsiensis* S.G.Lee et C.F.Liang 或温郁金 *C. wenyujin* Y.H.Chen et C.Ling 的干燥根茎。

【鉴别要点】

1.蓬莪术：体重，质坚实，断面灰褐色至蓝褐色，蜡样，常附有灰棕色粉末，皮层与中柱易分离，内皮层环纹棕褐色。气微香，味微苦而辛。

2.广西莪术：环节稍凸起，断面黄棕色至棕色，常附有淡黄色粉末，内皮层环纹黄白色。

3.温莪术（温郁金）：断面黄棕色至棕褐色，常附有淡黄色至黄棕色粉末。气香或微香。

三　棱

【来源】为黑三棱科植物黑三棱 *Sparganium stoloniferum* Buch.-Ham. 的干燥块茎。

【鉴别要点】呈圆锥形，略扁，体重，质坚实。气微，味淡，嚼之微有麻辣感。

半　夏

【来源】为天南星科植物半夏 *Pinellia ternata* (Thunb.) Breit. 的干燥块茎。

【鉴别要点】药材呈类球形，有的稍偏斜，表面白色或浅黄色，顶端有凹陷的茎痕，周围密布麻点状根痕；下面钝圆，较光滑。质坚实，断面洁白，富粉性。气微，味辛辣、麻舌而刺喉。

旋覆花

【来源】为菊科植物旋覆花 *Inula japonica* Thunb. 或欧亚旋覆花 *I. britannica* L. 的干燥头状花序。

【鉴别要点】药材呈扁球形或类球形，有的可见椭圆形小瘦果。体轻，易散碎。气微，味微苦。

川贝母

【来源】为百合科植物川贝母 *Fritillaria cirrhosa* D.Don、暗紫贝母 *F. unibracteata* Hsiao et K.C.Hsia、甘肃贝母 *F. przewalskii* Maxim.、梭砂贝母 *F. delavayi* Franch、太白贝母 *F. taipaiensis* P.Y.Li 或瓦布贝母 *F. unibracteata* Hsiao et K.C.Hsia var.*wabuensis* (S.Y.Tang et S.C.Yue) Z.D.Liu，S.Wang et S.C.Chen 的干燥鳞茎。

【鉴别要点】

1. 松贝：呈类圆锥形或近球形，外层鳞叶 2 瓣，大小悬殊，大瓣抱小瓣，习称"怀中抱月"。

2. 青贝：呈类扁球形，外层鳞叶 2 瓣，大小相近，相对抱合，习称"观音合掌"。

3. 炉贝：呈长圆锥形，表面类白色或浅棕黄色，有白色或棕色斑点，称"虎皮斑"；外层鳞叶 2 瓣，大小相近，顶部开裂而略尖，基部稍尖或较钝。

浙贝母

【来源】为百合科植物浙贝母 *Fritillaria thunbergii* Miq. 的干燥鳞茎。

【鉴别要点】

1. 大贝：鳞茎外层的单瓣鳞叶，略呈新月形。

2. 珠贝：为完整的鳞茎，呈扁圆形。

3. 浙贝片：为鳞茎外层的单瓣鳞叶切成的片。

瓜　蒌

【来源】为葫芦科植物栝楼 *Trichosanthes kirilowii* Maxim. 或双边栝楼 *T. rosthornii* Harms 的干燥成熟果实。

【鉴别要点】呈类球形或宽椭圆形，表面橙红色或橙黄色，皱缩或较光滑，顶端有圆形的花柱残基，基部略尖，具残存的果梗。轻重不一。质脆，易破开，内表面黄白色，有红黄色丝络，果瓤橙黄色，黏稠，与多数种子黏结成团。具焦糖气，味微酸、甜。

桔　梗

【来源】为桔梗科植物桔梗 *Platycodon grandiflorum* (Jacq.) A.DC. 的干燥根。

【鉴别要点】药材呈圆柱形或略呈纺锤形，下部渐细，有的有分枝，略扭曲。表面白色或淡黄白色，不去外皮者表面黄棕色至灰棕色。质脆，断面不平坦，形成层环棕色，皮部类白色，有裂隙，木部淡黄白色，习称"金井玉栏"。味微甜后苦。

苦杏仁

【来源】为蔷薇科植物山杏 *Prunus armeniaca* L.var.*ansu* Maxim.、西伯利亚杏 *P. sibirica* L.、东北杏 *P. mandshurica* (Maxim.) Koehne 或杏 *P. armeniaca* L. 的干燥成熟种子。

【鉴别要点】呈扁心形，表面黄棕色至深棕色，一端尖，另端钝圆，肥厚，左右不对称。尖端一侧有短线形种脐，圆端合点处向上具多数深棕色的脉纹。种皮薄，子叶 2，乳白色，富油性。无臭，味苦。

紫苏子

【来源】为唇形科植物紫苏 *Perilla frutescens* (L.) Britt. 的干燥成熟果实。

【鉴别要点】卵圆形或类球形，表面灰棕色或灰褐色，有微隆起的暗紫色网纹，基部稍尖，有灰白色点状果梗痕。果皮薄而脆，易压碎。种子黄白色，种皮膜质，子叶 2，类白色，有油性。压碎有香气，味微辛。

百　部

【来源】为百部科植物直立百部 *Stemona sessilifolia* (Miq.) Miq.、蔓生百部 *S. japonica* (Bl.) Miq. 或对叶百部 *S. tuberosa* Lour. 的干燥块根。

【鉴别要点】

1. 直立百部：呈纺锤形，上端较细长，皱缩弯曲。表面黄白色或淡棕黄色，有不规则深纵沟，间或有横皱纹。质脆，易折断，断面平坦，角质样，淡黄棕色或黄白色，皮部较宽，中柱扁缩。气微，味甘、苦。

2. 蔓生百部：两端稍狭细，表面多不规则皱褶及横皱纹。

3. 对叶百部：呈长纺锤形或长条形。表面浅黄棕色至灰棕色，具浅纵皱纹或不规则纵槽。质坚实，断面黄白色至暗棕色，中柱较大，髓部类白色。

款冬花

【来源】为菊科植物款冬 *Tussilago farfara* L. 的干燥花蕾。

【鉴别要点】呈长圆棒状。常单生或 2～3 个基部连生，长 1～2.5cm，直径 0.5～1cm。苞片外表面紫红色或淡红色，内表面密被白色絮状茸毛

枇杷叶

【来源】为蔷薇科植物枇杷 *Eriobotrya japonica* (Thunb.) Lindl. 的干燥叶。

【鉴别要点】长圆形或倒卵形。先端尖，基部楔形，边缘有疏锯齿，近基部全缘。上表面灰绿色、黄棕色或红棕色，较光滑；下表面密被黄色绒毛，主脉于下表面显著突起，侧脉羽状；叶柄极短，被棕黄色绒毛。革质而脆，易折断。无臭，味微苦。

桑白皮

【来源】为桑科植物桑 *Morus alba* L. 的干燥根皮。

【鉴别要点】呈扭曲的卷筒状、槽状或板片状；体轻，质韧，纤维性强，难折断，易纵向撕裂，撕裂时有粉尘飞扬。气微，味微甘。

葶苈子

【来源】为十字花科植物播娘蒿 *Descurainia sophia* (L.) Webb.ex Prantl. 或独行

菜 *Lepidium apetalum* Willd. 的干燥成熟种子。

【鉴别要点】

1.北葶苈子：呈扁卵形。表面棕色或红棕色，微有光泽，具纵沟 2 条，其中 1 条较明显。一端钝圆，另端尖而微凹，类白色，种脐位于凹入端。气微，味微辛辣，黏性较强。

2.南葶苈子：呈长圆形，略扁。一端钝圆，另端微凹或较平截。味微辛、苦，略带黏性。

白　果

【来源】为银杏科植物银杏 *Ginkgo biloba* L. 的干燥成熟种子。

【鉴别要点】呈椭圆形，一端稍尖，另端钝。表面黄白色或淡棕黄色，平滑，具 2 ~ 3 条棱线。中种皮（壳）骨质，坚硬。内种皮膜质，种仁宽卵球形或椭圆形，一端淡棕色，另一端金黄色，横断面外层黄色，胶质样，内层淡黄色或淡绿色，粉性，中间有空隙。气微，味甘、微苦。

磁　石

【来源】为氧化物类矿物尖晶石族磁铁矿。

【鉴别要点】块状集合体，呈不规则块状，或略带方形，多具棱角。灰黑色或棕褐色，条痕黑色，具金属光泽。体重，质坚硬，断面不整齐。具磁性。有土腥气，无味。

酸枣仁

【来源】为鼠李科植物酸枣 *Ziziphus jujuba* Mill.var.*spinosa* (Bunge)Hu ex H.F.Chou 的干燥成熟种子。

【鉴别要点】呈扁圆形或扁椭圆形。表面紫红色或紫褐色，平滑有光泽，有的有裂纹。一面较平坦，中间有 1 条隆起的纵线纹；另一面稍凸起。一端凹陷，可见线形种脐；另端有细小凸起的合点。种皮较脆，胚乳白色，子叶 2，浅黄色，富油性。气微，味淡。

柏子仁

【来源】为柏科植物侧柏 *Platycladus orientalis* (L.) Franco 的干燥成熟种仁。

【鉴别要点】呈长卵形或长椭圆形。表面黄白色或淡黄棕色，外包膜质内种皮，顶端略尖，有深褐色的小点，基部钝圆。质软，富油性。气微香，味淡。

远 志

【来源】为远志科植物远志 *Polygala tenuifolia* Willd. 或卵叶远志 *P. sibirica* L. 的干燥根。

【鉴别要点】呈圆柱形，略弯曲。表面灰黄色至灰棕色，有较密并深陷的横皱纹、纵皱纹及裂纹，老根的横皱纹较密更深陷，略呈结节状。质硬而脆，易折断，断面皮部棕黄色，木部黄白色，皮部易与木部剥离。气微，味苦、微辛，嚼之有刺喉感。

首乌藤

【来源】为蓼科植物何首乌 *Polygonum multiflorum* Thunb. 的干燥藤茎。

【鉴别要点】呈长圆柱形，稍扭曲，具分枝，长短不一。表面紫红色至紫褐色，粗糙，具扭曲的纵皱纹，节部略膨大，有侧枝痕，外皮菲薄，可剥离。质脆，易折断，断面皮部紫红色，木部黄白色或淡棕色，导管孔明显，髓部疏松，类白色。无臭，味微苦涩。

石决明

【来源】为鲍科动物杂色鲍 *Haliotis diversicolor* Reeve、皱纹盘鲍 *H. discus hannai* Ino、羊鲍 *H. ovina* Gmelin、澳洲鲍 *H. ruber* (Leach)、耳鲍 *H. asinina* Linnaeus 或白鲍 *H. laevigata* (Donovan) 的贝壳。

【鉴别要点】背部有螺旋。内面光滑，具珍珠样彩色光泽。

牡 蛎

【来源】为牡蛎科动物长牡蛎 *Ostrea gigas* Thunberg、大连湾牡蛎 *O. talienwhanensis* Crosse 或近江牡蛎 *O. rivularis* Gould 的贝壳。

【鉴别要点】

1. 长牡蛎：呈长片状，背腹缘几平行，长 10～50cm，高 4～15cm。右壳较小，鳞片坚厚，层状或层纹状排列。壳外面平坦或具数个凹陷，淡紫色、灰白色或黄褐色；内面瓷白色，壳顶二侧无小齿。左壳凹陷深，鳞片较右壳粗大，壳顶附着面小。质硬，断面层状，洁白。无臭，味微咸。

2. 大连湾牡蛎：呈类三角形，背腹缘呈八字形。右壳外面淡黄色，具疏松的同心鳞片，鳞片起伏成波浪状，内面白色。左壳同心鳞片坚厚，自壳顶部放射肋数个，明显，内面凹下呈盒状，铰合面小。

3. 近江牡蛎：呈圆形、卵圆形或三角形等。右壳外面稍不平，有灰、紫、棕、黄等色，环生同心鳞片，幼体者鳞片薄而脆，多年生长后鳞片层层相叠，内面白色，边缘有的淡紫色。

钩　藤

【来源】为茜草科植物钩藤 *Uncaria rhynchophylla* (Miq.) Miq.ex Havil.、大叶钩藤 *U. macrophylla* Wall.、毛钩藤 *U. hirsuta* Havil.、华钩藤 *U. sinensis* (Oliv.) Havil. 或无柄果钩藤 *U. sessilifructus* Roxb. 的干燥带钩茎枝。

【鉴别要点】多数枝节上对生两个向下弯曲的钩（不育花序梗），或仅一侧有钩，另一侧为凸起的疤痕。钩略扁或稍圆，先端细尖，基部较阔。质坚韧，断面黄棕色，皮部纤维性，髓部黄白色或中空。无臭，味淡。

天　麻

【来源】为兰科植物天麻 *Gastrodia elata* Bl. 的干燥块茎。

【鉴别要点】呈椭圆形或长条形，略扁，皱缩而稍弯曲；顶端有红棕色至深棕色鹦嘴状的芽或残留茎基；另端有圆脐形疤痕，断面较平坦，黄白色至淡棕色，角质样。味微苦而甜，嚼之发脆而黏牙。

冰　片

【来源】为樟脑、松节油等用化学方法合成的加工制成品。

【鉴别要点】无色透明或白色半透明的片状松脆结晶；气清香，味辛、凉。合成冰片：具挥发性，点燃发生浓烟，并有带光的火焰；天然冰片：具挥发性，点燃时有浓烟，火焰呈黄色。

石菖蒲

【来源】为天南星科植物石菖蒲 *Acorus tatarinowii* Schott 的干燥根茎。

【鉴别要点】呈扁圆柱形，多弯曲，常有分枝。表面棕褐色或灰棕色，粗糙，有疏密不匀的环节，节间长 0.2~0.8cm，具细纵纹，一面残留须根或圆点状根痕；叶痕呈三角形，左右交互排列，有的其上有毛鳞状的叶基残余。质硬，断面纤维性，类白色或微红色，内皮层环明显，可见多数维管束小点及棕色油细胞。气芳香，味苦、微辛。

党　参

【来源】为桔梗科植物党参 *Codonopsis pilosula* (Franch.) Nannf.、素花党参 *C. pilosula* Nannf.var.*modesta* (Nannf.) L.T.Shen 或 川 党 参 *Codonopsis tangshen* Oliv. 的干燥根。

【鉴别要点】

1. 党参与素花党参根头部有多数疣状突起的茎痕及芽，习称"狮子盘头"；支根断落处常有黑褐色胶状物，有特殊香气，味微甜。

2. 川党参表面灰黄色至黄棕色，有明显不规则的纵沟。

黄　芪

【来源】为豆科植物蒙古黄芪 *Astragalus membranaceus* (Fisch.) Bge.var.*mongholicus* (Bge.) Hsiao 或膜荚黄芪 *A. membranaceus* (Fisch.) Bge. 的干燥根。

【鉴别要点】呈圆柱形，木部淡黄色，具放射状纹理及裂隙，显"菊花心"。嚼之微有豆腥味。

白　术

【来源】为菊科植物白术 *Atractylodes macrocephala* Koidz. 的干燥根茎。

【鉴别要点】不规则的肥厚团块，有瘤状突起，断面不平坦，黄白色至淡棕色，有棕黄色的点状油室散在。气清香，味甘、微辛，嚼之略带黏性。

山　药

【来源】为薯蓣科植物薯蓣 *Dioscorea opposita* Thunb. 的干燥根茎。

【鉴别要点】略呈圆柱形，弯曲而稍扁。表面黄白色或淡黄色，有纵沟、纵皱纹及须根痕，偶有浅棕色外皮残留。体重，质坚实，不易折断，断面白色，粉性。

无臭，味淡、微酸，嚼之发黏。

甘 草

【来源】为豆科植物甘草 *Glycyrrhiza uralensis* Fisch.、胀果甘草 *G. inflata* Bat. 或光果甘草 *G. glabra* L. 的干燥根和根茎。

【鉴别要点】断面有射线放射状，至皮部偏弯，有裂隙，显"菊花心"。味甜而特殊。

肉苁蓉

【来源】为列当科植物肉苁蓉 *Cistanche deserticola* Y.C.Ma 或管花肉苁蓉 *C. tubulosa (Schenk) Wight* 的干燥带鳞叶的肉质茎。

【鉴别要点】表面密被覆瓦状排列的肉质鳞叶。

补骨脂

【来源】为豆科植物补骨脂 *Psoralea corylifolia* L. 的干燥成熟果实。

【鉴别要点】呈肾形，略扁。表面黑色、黑褐色或灰褐色，具细微网状皱纹。顶端圆钝，有一小突起，凹侧有果梗痕。质硬。果皮薄，与种子不易分离。种子1枚，子叶2，黄白色，有油性。气香，味辛、微苦。

杜 仲

【来源】为杜仲科植物杜仲 *Eucommia ulmoides* Oliv. 的干燥树皮。

【鉴别要点】呈板片状或两边稍向内卷，质脆，易折断，断面有细密、银白色、富弹性的橡胶丝相连。气微，味稍苦。

当 归

【来源】为伞形科植物当归 *Angelica sinensis* (Oliv.) Diels 的干燥根。

【鉴别要点】呈圆柱形，下部有支根 3～5 条或更多。表面黄棕色至棕褐色，具纵皱纹及横长皮孔。根头具环纹，上端圆钝，有紫色或黄绿色的茎及叶鞘的残基；主根（归身）表面凹凸不平。质柔韧，断面黄白色或淡黄棕色，皮部厚，有裂隙及多数棕色点状分泌腔，木部色较淡，形成层环黄棕色。有浓郁的香气，味甘、辛、微苦。

熟地黄

【来源】为玄参科植物地黄 *Rehmannia glutinosa* Libosch. 的根茎，经加工蒸晒而成。

【鉴别要点】不规则的块片、碎块，大小、厚薄不一。表面乌黑色，有光泽，黏性大。质柔软而带韧性，不易折断，断面乌黑色，有光泽。无臭，味甜。

白 芍

【来源】为毛茛科植物芍药 *Paeonia lactiflora* Pall. 的干燥根。

【鉴别要点】表面类白色或淡红棕色，断面射线放射状，不易折断。

北沙参

【来源】为伞形科植物珊瑚菜 *Glehnia littoralis* Fr.Schmidt ex Miq. 的干燥根。

【鉴别要点】呈细长圆柱形，偶有分枝。表面淡黄白色，略粗糙，偶有残存外皮，不去外皮的表面黄棕色。全体有细纵皱纹及纵沟，并有棕黄色点状细根痕。顶端常留有黄棕色根茎残基；上端稍细，中部略粗，下部渐细。质脆，易折断，断面皮部浅黄白色，木部黄色。气特异，味微甘。

百 合

【来源】为百合科植物卷丹 *Lilium lancifoliun* Thunb.、百合 *L. brownii* F.E.Brown var.*viridulum* Baker 或细叶百合 *L. pumilum* DC. 的干燥肉质鳞叶。

【鉴别要点】呈长椭圆形。表面类白色、淡棕黄色或微带紫色，有数条纵直平行的白色维管束。顶端稍尖，基部较宽，边缘薄，微波状，略向内弯曲。质硬而脆，断面较平坦，角质样。气微，味微苦。

麦 冬

【来源】为百合科植物麦冬 *Ophiopogon japonicus* (L.f) Ker-Gawl. 的干燥块根。

【鉴别要点】呈纺锤形，两端略尖。表面黄白色或淡黄色，有细纵纹。质柔韧，断面黄白色，半透明，中柱细小。气微香，味甘、微苦。

天　冬

【来源】为百合科植物天冬 *Asparagus cochinchinensis* (Lour.) Merr. 的干燥块根。

【鉴别要点】呈长纺锤形，略弯曲。表面黄白色至淡黄棕色，半透明，光滑或具深浅不等的纵皱纹，偶有残存的灰棕色外皮。质硬或柔润，有黏性，断面角质样，中柱黄白色。气微，味甜、微苦。

女贞子

【来源】为木犀科植物女贞 *Ligustrum lucidum* Ait. 的干燥成熟果实。

【鉴别要点】呈卵形、椭圆形或肾形。表面黑紫色或灰黑色，皱缩不平，基部有果梗痕或具宿萼及短梗。体轻。外果皮薄，中果皮较松软，易剥离，内果皮木质，黄棕色，具纵棱，破开后种子通常为 1 粒，肾形，紫黑色，油性。无臭，味甘、微苦涩。

五味子

【来源】为木兰科植物五味子 *Schisandra chinensis* (Turcz.) Baill. 的干燥成熟果实。

【鉴别要点】呈不规则的球形或扁球形，表面红色、紫红色或暗红色，皱缩，显油润。有的表面呈黑红色或出现"白霜"。

乌　梅

【来源】为蔷薇科植物梅 *Prunus mume* (Sieb.) Sieb.et Zucc. 的干燥近成熟果实。

【鉴别要点】呈类环形或扁球形，表面乌黑色或棕黑色，皱缩不平，基部有圆形果梗痕。果核坚硬，椭圆形，棕黄色，表面有凹点。种子扁卵形，淡黄色。气微，味极酸。

肉豆蔻

【来源】为肉豆蔻科植物肉豆蔻 *Myristica fragrans* Houtt. 的干燥种仁。

【鉴别要点】呈卵圆形或椭圆形。全体有浅色纵行沟纹及不规则网状沟纹。种脐位于宽端，呈浅色圆形突起，合点呈暗凹陷。种脊呈纵沟状，连接两端。质坚，断面显棕黄色相杂的大理石花纹，宽端可见干燥皱缩的胚，富油性。气香浓烈，味辛。

山茱萸

【来源】为山茱萸科植物山茱萸 *Cornus officinalis* Sieb.et Zucc. 的干燥成熟果肉。

【鉴别要点】呈不规则的片状或囊状。表面紫红色至紫黑色，皱缩，有光泽。顶端有的有圆形宿萼痕，基部有果梗痕。质柔软。气微，味酸、涩、微苦。

覆盆子

【来源】为蔷薇科植物华东覆盆子 *Rubus chingii* Hu 的干燥果实。

【鉴别要点】由多数小核果聚合而成的聚合果，呈圆锥形或扁圆锥形。表面黄绿色或淡棕色，顶端钝圆，基部中心凹入。宿萼棕褐色，下有果梗痕。小果易剥落，每个小果呈半月形，背面密被灰白色茸毛，两侧有明显的网纹，腹部有突起的棱线。体轻，质硬。气微，味微酸涩。

芡　实

【来源】为睡莲科植物芡 *Euryale ferox* Salisb. 的干燥成熟种仁。

【鉴别要点】呈类球形，多为破粒，完整者直径 5～8mm。表面有棕红色内种皮，一端黄白色，约占全体 1/3，有凹点状的种脐痕，除去内种皮显白色。质较硬，断面白色，粉性。气微，味淡。

第二节　中药知识及应用

中药知识及应用见表 4-1。

表 4-1　中药知识及应用

药名	性味归经	功效	主治	用法用量	使用注意
麻黄	辛、微苦，温。归肺、膀胱经	发汗解表宣肺平喘利水消肿	1.风寒感冒 2.胸闷喘咳 3.风水浮肿	煎服，2～10g。发汗解表宜生用，不宜久煎；润肺止咳多用蜜麻黄；捣绒后作用缓和	表虚自汗、阴虚盗汗及肺肾虚喘者慎用；失眠及高血压者慎用；运动员禁用

续表

药名	性味归经	功效	主治	用法用量	使用注意
桂枝	辛、甘，温。归心、肺、膀胱经	发汗解肌温通经脉助阳化气平冲降逆	1. 风寒感冒 2. 脘腹冷痛、经闭痛经、关节痹痛等寒凝血瘀诸痛证 3. 痰饮，水肿 4. 心悸，奔豚	煎服，3～10g	本品辛温助热，易伤阴动血，凡外感热病、阴虚火旺、血热妄行等证，均当忌用；孕妇及月经过多者慎用
防风	辛、甘，微温。归膀胱、肝、脾经	祛风解表胜湿止痛止痉	1. 感冒头痛 2. 风湿痹痛 3. 风疹瘙痒 4. 破伤风	煎服，5～10g	阴血亏虚，热病动风不宜用
白芷	辛，温。归肺、胃、大肠经	解表散寒祛风止痛宣通鼻窍燥湿止带消肿排脓	1. 风寒感冒 2. 头痛，眉棱骨痛，牙痛，风湿痹痛 3. 鼻衄，鼻渊，鼻塞流涕 4. 带下 5. 疮疡肿痛	煎服，3～10g；外用适量	阴虚血热忌服
细辛	辛，温。归心、肺、肾经	解表散寒，祛风止痛，通窍温肺化饮	1. 风寒感冒 2. 头痛，牙痛，风湿痹痛 3. 鼻衄，鼻渊，鼻塞流涕 4. 痰饮咳喘	煎服，1～3g，散剂0.5～1g；外用适量	气虚多汗、阴虚阳亢头痛、阴虚燥咳或肺热咳嗽者忌用；不宜与藜芦同用；用量不宜过大
辛夷	辛，温。归肺、胃经	散风寒通鼻窍	1. 风寒头痛 2. 鼻渊，鼻衄，鼻塞流涕	煎服，3～10g，包煎；外用适量	阴虚火旺者忌服
薄荷	辛，凉。归肺、肝经	疏散风热清利头目利咽透疹疏肝行气	1. 风热感冒，风温初起 2. 头痛眩晕，目赤多泪，喉痹，咽喉肿痛，口舌生疮 3. 麻疹不透，风疹瘙痒 4. 肝郁气滞，胸胁胀闷	煎服，3～6g，宜后下	体虚多汗者不宜使用
牛蒡子	辛、苦，寒。归肺、胃经	疏散风热宣肺透疹解毒利咽	1. 风热感冒，温病初起，咳嗽痰多 2. 麻疹不透，风疹瘙痒 3. 痈肿疮毒，丹毒痄腮，咽喉肿痛	煎服，6～12g，炒用可使其苦寒及滑肠之性略减	气虚便溏者慎用
蝉蜕	甘，寒。归肺、肝经	疏散风热利咽开音明目退翳透疹解痉	1. 风热感冒，温病初起，咽痛音哑 2. 麻疹不透，风疹瘙痒 3. 目赤翳障 4. 惊风抽搐，破伤风	煎服，3～6g	孕妇慎用

药名	性味归经	功效	主治	用法用量	使用注意
桑叶	甘、苦，寒。归肺、肝经	疏散风热 清肺润燥 平抑肝阳 清肝明目	1. 风热感冒，温病初起 2. 肺热咳嗽，燥热咳嗽 3. 肝阳上亢，头晕头痛	煎服，5～10g；肺燥咳嗽宜蜜制用	
菊花	辛、甘、苦，微寒。归肺、肝经	疏散风热 平抑肝阳 清肝明目 清热解毒	1. 风热感冒，温病初起 2. 肝阳上亢，头痛眩晕 3. 目赤肿痛，眼目昏花 4. 疮痈肿毒	煎服，5～10g；黄菊花偏于疏散风热，白菊花偏于平肝、清肝明目	
柴胡	辛、苦，微苦。归肝、胆、肺经	疏散退热 疏肝解郁 升举阳气	1. 感冒发热，寒热往来 2. 肝郁气滞，胸胁胀痛，月经不调 3. 气虚下陷，子宫脱垂，脱肛	煎服，3～10g；疏散退热宜生用，疏肝解郁宜醋炙，升举阳气可生用	阴虚阳亢，肝风内动，阴虚火旺及气机上逆者忌用或慎用
葛根	甘、辛，凉。归脾、胃、肺经	解肌退热 生津止渴 透疹 升阳止泻 通经活络 解酒毒	1. 外感发热头痛，项背强痛 2. 热病口渴，消渴 3. 热泻热痢，脾虚泄泻 4. 中风偏瘫，胸痹心痛 5. 眩晕头痛 6. 酒毒伤中	煎服，10～15g；解肌退热、生津止渴、透疹、通经活络、解酒毒宜生用，升阳止泻宜煨用	
升麻	辛、微甘，微寒。归肺、脾、胃、大肠经	发表透疹 清热解毒 升举阳气	1. 风热感冒，发热头痛 2. 麻疹不透 3. 齿痛，口疮，咽喉肿痛 4. 气虚下陷，脱肛，子宫脱垂，崩漏下血	煎服，3～10g；升阳举陷宜炙用	麻疹已透、阴虚火旺，以及阴虚阳亢者均当忌用
石膏	辛、甘，大寒。归肺、胃经	生用： 清热泻火 除烦止渴 煅用： 收湿 生肌 敛疮 止血	1. 外感热病，高热烦渴 2. 肺热喘咳 3. 胃火亢盛，头痛牙痛，内热消渴 4. 溃疡不敛，湿疹瘙痒，水火烫伤，外伤出血	生石膏煎服，15～60g，打碎先煎；煅石膏外用适量，研末撒敷患处	脾胃虚寒及阴虚内热者忌用
知母	苦、甘，寒。归肺、胃、肾经	清热泻火 滋阴润燥	1. 外感热病，高热烦渴 2. 肺热咳嗽 3. 阴虚燥咳 4. 骨蒸潮热 5. 内热消渴 6. 肠燥便秘	煎服，6～12g；滋阴降火宜盐水炙用	脾虚便溏者慎用

续表

药名	性味归经	功效	主治	用法用量	使用注意
芦根	甘,寒。归肺、胃经	清热泻火生津止渴除烦止呕利尿	1.热病烦渴 2.肺热咳嗽,肺痈吐脓 3.胃热呕哕 4.热淋涩痛	煎服,15~30g;鲜品用量加倍,或捣汁用	脾胃虚寒者慎用
天花粉	甘,微苦,微寒。归肺、胃经	清热泻火生津止渴消肿排脓	1.热病烦渴 2.肺热燥咳 3.内热消渴 4.疮疡肿毒	煎服,10~15g;	孕妇慎用;不宜与川乌、草乌、附子同用
栀子	苦,寒。归心、肺、三焦经	泻火除烦清热利湿凉血解毒外用消肿止痛	1.热病心烦 2.湿热黄疸 3.淋证涩痛 4.血热吐衄 5.目赤肿痛 6.热毒疮疡 7.扭挫伤痛	煎服,6~10g;外用生品适量,研末调敷;生栀子走气分而清热泻火,焦栀子及栀子炭入血分而凉血止血;栀子皮偏于达表而去肌肤之热,栀子仁偏于走里而清里热	本品苦寒伤胃,脾虚便溏者慎用
夏枯草	辛、苦,寒。归肝、胆经	清肝泻火明目散结消肿	1.目赤肿痛,目珠夜痛,头痛眩晕 2.瘿瘤瘰疬 3.乳痈,乳癖,乳房胀痛	煎服,9~15g	脾胃虚弱者慎用
决明子	甘、苦、咸,微寒。归肝、大肠经	清肝明目润肠通便	1.目赤涩痛,羞明多泪,目暗不明 2.头痛眩晕 3.肠燥便秘	煎服,9~15g;用于润肠通便,不宜久煎	气虚便溏者不宜用
黄连	苦,寒。归心、脾、胃、肝、胆、大肠经	清热燥湿泻火解毒	1.湿热痞满,呕吐,泻痢 2.高热神昏,心火亢盛,心烦不寐,心悸不宁 3.血热吐衄 4.胃热呕吐吞酸,消渴,胃火牙痛 5.痈肿疔疮,目赤肿痛,口舌生疮 6.湿疹湿疮,耳道流脓	煎服,2~5g;外用适量;生用清热燥湿、泻火解毒,酒黄连善清上焦火热,用于目赤肿痛口舌生疮,姜黄连善清胃和胃止呕,萸黄连善疏肝和胃止呕,用于肝胃不和之呕吐吞酸	本品大苦大寒,过量久服易伤脾胃,脾胃虚寒者忌用;苦燥易伤阴津,阴虚津伤者慎用
黄芩	苦,寒。归肺、胆、脾、大肠、小肠经	清热燥湿泻火解毒止血安胎	1.湿温暑湿、胸闷呕恶,湿热痞满,泻痢,黄疸 2.肺热咳嗽,高热烦渴 3.痈肿疮毒 4.血热出血 5.胎动不安	煎服,3~10g;清热泻火、解毒宜生用,安胎多炒用,清上焦热酒炙止血宜炒炭用	脾胃虚寒者不宜使用

续表

药名	性味归经	功效	主治	用法用量	使用注意
黄柏	苦，寒。归肾、膀胱经	清热燥湿泻火解毒除骨蒸	1.湿热泻痢，黄疸尿赤，带下阴痒，热淋涩痛，脚气痿躄 2.骨蒸劳热，盗汗，遗精 3.疮疡肿毒，湿疹湿疮	煎服，3～12g；滋阴降火盐炙用	脾胃虚寒者忌用
生地黄	甘，寒。归心、肝、肾经	清热凉血养阴生津	1.热入营血，温毒发斑 2.血热出血 3.热病伤阴，舌绛烦渴，内热消渴 4.阴虚发热，骨蒸劳热 5.津伤便秘	煎服10～15g	脾虚湿滞、腹满便溏者不宜食用
玄参	甘、苦、咸，微寒。归肺、胃、肾经	清热凉血滋阴降火解毒散结	1.热入营血，温毒发斑 2.热病伤阴，舌绛烦渴，津伤便秘，骨蒸劳嗽 3.目赤肿痛，咽喉肿痛，白喉，瘰疬，痈肿疮毒	煎服，10～15g	脾胃虚寒，食少便溏者不宜服用；不宜与藜芦同用
牡丹皮	苦、辛，微寒。归心、肝、肾经	清热凉血活血化瘀	1.热入营血，温毒发斑，血热吐衄 2.温邪伤阴，阴虚发热，夜热早凉，无汗骨蒸 3.血滞经闭痛经，跌仆伤痛 4.痈肿疮毒	煎服，6～12g；清热凉血宜生用，活血化瘀宜酒炙用	孕妇慎用；血虚有寒、月经过多者不宜使用
赤芍	苦，微寒。归肝经	清热凉血散瘀止痛	1.热入营血，温毒发斑，血热吐衄 2.目赤肿痛，痈肿疮疡 3.肝郁胁痛，经闭痛经，癥瘕腹痛，跌仆损伤	煎服，6～12g	血寒经闭不宜用；不宜与藜芦同用
金银花	甘，寒。归肺、心、胃经	清热解毒疏散风热	1.痈肿疔疮，喉痹，丹毒 2.风热感冒，温病发热 3.热毒血痢	煎服，6～15g；疏散风热、清泄里热以生品为佳；炒炭宜用于热毒血痢；露剂多用于暑热烦渴	脾胃虚寒及气虚疮疡脓清者忌用
连翘	苦，微寒。归肺、心、小肠经	清热解毒消肿散结疏散风热	1.痈疽，瘰疬，乳痈，丹毒 2.风热感冒，温病初起，热入营血，高热烦渴，神昏发斑 3.热淋涩痛	煎服，6～15g	脾胃虚寒及气虚疮疡脓清者不宜用

续表

药名	性味归经	功效	主治	用法用量	使用注意
板蓝根	苦，寒。归心、胃经	清热解毒凉血利咽	1. 温疫时毒，发热咽痛 2. 温毒发斑，疹腮，烂喉痧，大头瘟，丹毒，痈肿	煎服，9～15g	体虚而无实火热毒者忌服；脾胃虚寒者慎用
蒲公英	苦、甘，寒。归肝、胃经	清热解毒消肿散结利湿通淋	1. 疔疮肿毒，乳痈，肺痈，肠痈，瘰疬 2. 湿热黄疸，热淋涩痛	煎服，10～15g；外用鲜品适量，捣敷；或煎汤熏洗患处	用量过大可致缓泻
野菊花	苦、辛，微寒。归肝、心经	清热解毒泻火平肝	1. 疔疮肿痛，咽喉肿痛 2. 目赤肿痛，头痛眩晕	煎服，9～15g；外用适量，煎汤外洗或制膏外涂	
鱼腥草	辛，微寒。归肺经	清热解毒消痈排脓利尿通淋	1. 肺痈吐脓，痰热喘咳 2. 痈肿疮毒 3. 热淋热痢	煎服，15～25g，不宜久煎；鲜品用量加倍，水煎或捣汁服；外用适量，捣敷或煎汤熏洗患处	虚寒证及阴性疮疡忌服
大血藤	苦，平。归大肠、肝经	清热解毒活血祛风止痛	1. 肠痈腹痛，热毒疮疡 2. 经闭痛经，跌仆肿痛 3. 风湿痹痛	煎服，9～15g；外用适量	孕妇慎服
土茯苓	甘、淡，平。归肝、胃经	解毒除湿通利关节	1. 梅毒及汞中毒所致的肢体拘挛、筋骨疼痛 2. 湿热淋浊，带下，疥癣，湿疹瘙痒 3. 痈肿，瘰疬	煎服，15～60g；外用适量	肝肾阴虚者慎服；服药时忌饮茶
白头翁	苦，寒。归胃、大肠经	清热解毒凉血止痢	1. 热毒血痢 2. 阴痒带下	煎服，9～15g	虚寒泻痢者忌服
青蒿	苦、辛，寒。归肝、胆经	清虚热除骨蒸解暑热截疟退黄	1. 温邪伤阴，夜热早凉 2. 阴虚发热，骨蒸劳热 3. 外感暑热，发热烦渴 4. 疟疾寒热 5. 湿热黄疸	煎服，6～12g，入汤剂宜后下	脾胃虚弱、肠滑泄泻者忌用
地骨皮	甘，寒。归肺、肝、肾经	凉血除蒸清肺降火	1. 阴虚潮热，骨蒸盗汗 2. 肺热咳嗽 3. 咯血衄血 4. 内热消渴	煎服，9～15g	外感风寒发热或脾虚便溏者不宜用
大黄	苦，寒。归脾、胃、大肠、肝、心包经	泻下攻积清热泻火凉血解毒逐瘀通经利湿退黄	1. 实热积滞便秘 2. 血热吐衄，目赤咽肿 3. 痈肿疔疮，肠痈腹痛 4. 瘀血经闭，产后瘀阻，跌打损伤 5. 湿热痢疾，黄疸尿赤，淋证，水肿 6. 烧烫伤	煎服，3～15g，用于泻下不宜久煎；外用适量，研末敷于患处；酒大黄善清上焦血分热毒，熟大黄泻下力缓，泻火解毒，大黄炭凉血化瘀止血	孕妇及月经期、哺乳期慎用，脾胃虚弱者亦应慎用

续表

药名	性味归经	功效	主治	用法用量	使用注意
芒硝	咸、苦，寒。归胃、大肠经	泻下通便润燥软坚清火消肿	1.实热积滞，腹满胀痛，大便燥结 2.肠痈腹痛 3.乳痈，痔疮肿痛，咽痛口疮，目赤肿痛	煎服，6～12g；不入煎剂，溶服	孕妇、哺乳期慎用；不宜与硫黄、三棱同用
番泻叶	甘、苦，寒。归大肠经	泻热行滞通便利水	1.热结积滞，便秘腹痛 2.水肿胀满	煎服，2～6g，后下，或开水泡服	孕妇及哺乳期、月经期慎用
火麻仁	甘，平。归脾、胃、大肠经	润肠通便	血虚津亏，肠燥便秘	煎服，10～15g	
郁李仁	辛、苦、甘，平。归脾、大肠、小肠经	润肠通便下气利水	1.津枯肠燥，食积气滞，腹胀便秘 2.水肿，脚气浮肿，小便不利	煎服，6～10g	孕妇慎用
独活	辛、苦，微温。归肾、膀胱经	祛风除湿通痹止痛解表	1.风寒湿痹，腰膝疼痛 2.风寒挟湿头痛 3.少阴伏风头痛	煎服，3～10g；外用适量	
威灵仙	辛、咸，温。归膀胱经	祛风湿通经络止痛消骨鲠	1.风湿痹痛 2.骨鲠咽喉	煎服，6～10g	气血虚弱者慎服
徐长卿	辛，温。归肝、胃经	祛风除湿止痛止痒	1.风湿痹痛 2.胃痛胀满，牙痛，腰痛，跌仆伤痛，痛经 3.风疹，湿疹	煎服，3～12g，后下	孕妇慎用
川乌	辛、苦，热；有大毒。归心、脾、肝、肾经	祛风除湿温经止痛	1.风寒湿痹，关节疼痛 2.心腹冷痛，寒疝作痛 3.跌仆伤痛，麻醉止痛	制川乌煎服，1.5～3g，先煎久煎；生品宜外用，适量	生品内服宜慎，孕妇忌用；制川乌孕妇慎用；不宜与半夏、贝母、瓜蒌、白及、白蔹同用
路路通	苦，平。归肝、肾经	祛风活络利水通经	1.风湿痹痛，麻木拘挛，中风半身不遂 2.水肿胀满 3.跌打损伤 4.经行不畅，经闭 5.乳少，乳汁不通	煎服，5～10g；外用适量	月经过多者不宜；孕妇慎用
木瓜	酸，温。归肝、脾经	舒筋活络和胃化湿	1.湿痹拘挛，腰膝关节酸重疼痛 2.脚气浮肿 3.暑湿吐泻，转筋挛痛	煎服，6～9g	胃酸过多者不宜服用

续表

药名	性味归经	功效	主治	用法用量	使用注意
防己	苦,寒。归膀胱、肺经	祛风止痛利水消肿	1. 风湿痹痛 2. 水肿,脚气肿痛,小便不利 3. 湿疹疮毒	煎服,5~10g	胃纳不佳及阴虚体弱者慎服
五加皮	辛、苦,温。归肝、肾经	祛风除湿补益肝肾强筋壮骨利水消肿	1. 风湿痹病 2. 筋骨痿软,小儿行迟,体虚乏力水肿,脚气肿痛	煎服,5~10g;或酒浸、入丸散服	
桑寄生	苦、甘,平。归肝、肾经	祛风湿补肝肾强筋骨安胎元	1. 风湿痹痛,腰膝酸软,筋骨无力 2. 崩漏经多,妊娠漏血,胎动不安 3. 头晕目眩	煎服,9~15g	
狗脊	苦、甘,温。归肝、肾经	祛风湿补肝肾强腰膝	1. 风湿痹痛 2. 腰膝酸软,下肢无力 3. 肾虚不固,遗尿尿频,带下清稀	煎服,6~12g	肾虚有热,小便不利,或短涩黄赤者慎服
广藿香	辛,微温。归脾、胃、肺经	芳香化湿和中止呕发表解暑	1. 湿浊中阻,脘腹痞闷 2. 呕吐 3. 暑湿表证,湿温初起,发热倦怠,胸闷不舒;寒湿闭暑,腹痛吐泻	煎服,3~10g	
厚朴	苦、辛,温。归脾、胃、肺、大肠经	燥湿消痰下气除满	1. 湿滞伤中,脘痞吐泻 2. 食积气滞,腹胀便秘 3. 痰饮喘咳	煎服3~10g	气虚津亏者及孕妇慎用
苍术	辛、苦,温。归脾、胃、肝经	燥湿健脾祛风散寒明目	1. 湿阻中焦,脘腹胀满,泄泻,水肿 2. 风湿痹痛,脚气痿躄 3. 风寒感冒 4. 夜盲,眼目昏涩	煎服3~9g	
砂仁	辛,温。归脾、胃、肾经	化湿开胃温脾止泻理气安胎	1. 湿浊中阻,脘痞不饥 2. 脾胃虚寒,呕吐泄泻 3. 妊娠恶阻,胎动不安	煎服,3~6g,后下	阴虚血燥者慎用
豆蔻	辛,温。归肺、脾、胃经	化湿行气温中止呕开胃消食	1. 湿浊中阻,不思饮食,胸腹胀痛,食积不消 2. 湿温初起,胸闷不饥 3. 寒湿呕逆	煎服,3~6g,后下	阴虚血燥者慎用
茯苓	甘、淡,平。归心、肺、脾、肾经	利水渗湿健脾宁心	1. 水肿尿少 2. 痰饮眩悸 3. 脾虚食少,便溏泄泻 4. 心神不安,惊悸失眠	煎服,10~15g	

续表

药名	性味归经	功效	主治	用法用量	使用注意
薏苡仁	甘、淡，凉。归脾、胃、肺经	利水渗湿 健脾止泻 除痹 排脓 解毒散结	1. 水肿，脚气浮肿，小便不利 2. 脾虚泄泻 3. 湿痹拘挛 4. 肺痈，肠痈 5. 赘疣，癌肿	煎服，9~30g；清利湿热宜生用，健脾止泻宜炒用	本品性质滑利，孕妇慎用
泽泻	甘、淡，寒。归肾、膀胱经	利水渗湿 泄热 化浊降脂	1. 水肿胀满，小便不利，泄泻尿少，痰饮眩晕 2. 热淋涩痛，遗精 3. 高脂血症	煎服，6~10g	
玉米须	甘，平。归膀胱、肝、胆经	利水消肿 利湿退黄	1. 水肿 2. 黄疸	煎服，15~30g；鲜品加倍	
车前子	甘、淡，寒。归肝、肾、肺、小肠经	清热利尿 通淋 渗湿止泻 明目 祛痰	1. 热淋涩痛，水肿胀满 2. 暑湿泄泻 3. 目赤肿痛，目暗昏花 4. 痰热咳嗽	煎服，9~15g，宜包煎	肾虚精滑者及孕妇慎用
滑石	甘、淡，寒。归膀胱、胃经	利尿通淋 清热解暑 外用祛湿 敛疮	1. 热淋，石淋，尿热涩痛 2. 暑湿烦渴，湿温初起 3. 湿热水泻 4. 湿疮，湿疹，痱子	煎服，10~20g，滑石块先煎，滑石粉包煎；外用适量	脾虚、热病伤津及孕妇慎用
金钱草	甘、咸，微寒。归肝、胆、肾、膀胱经	利湿退黄 利尿通淋 解毒消肿	1. 湿热黄疸，胆胀胁痛 2. 石淋，热淋，小便涩痛 3. 痈肿疔疮，毒蛇咬伤	煎服，15~60g	
茵陈	苦、辛，微寒。归脾、胃、肝、胆经	清利湿热 利胆退黄	1. 黄疸尿少 2. 湿温暑湿 3. 湿疮瘙痒	煎服，6~15g；外用适量，煎汤熏洗	蓄血发黄及血虚萎黄者慎用
附子	辛、甘，大热；有毒。归心、肾、脾经	回阳救逆 补火助阳 散寒止痛	1. 亡阳虚脱，肢冷脉微 2. 肾阳虚衰，阳痿宫冷，虚寒吐泻，脘腹冷痛，阴寒水肿，心阳不足，胸痹冷痛，阳虚外感 3. 寒湿痹痛	煎服，3~15g，先煎、久煎	孕妇慎用，阴虚阳亢者忌用；不宜与半夏、贝母、瓜蒌、白及、白蔹同用；生品外用，内服须经炮制
干姜	辛，热。归胃、心、肺经	温中散寒 回阳通脉 温肺化饮	1. 脘腹冷痛，呕吐泄泻 2. 亡阳证，肢冷脉微 3. 寒饮喘咳	煎服，3~10g	阴虚内热、血热妄行者忌用

续表

药名	性味归经	功效	主治	用法用量	使用注意
肉桂	辛、甘，大热。归肾、脾、心、肝经	补火助阳散寒止痛温经通脉引火归元	1. 阳痿宫冷，腰膝冷痛 2. 心腹冷痛，虚寒吐泻，寒疝腹痛 3. 痛经经闭，寒湿痹痛，阴疽流注 4. 肾虚作喘，虚阳上浮，眩晕目赤	煎服，1~5g，宜后下或焗服；研服1~2g	阴虚火旺，里有实热，有出血倾向及孕妇慎用；不宜与赤石脂同用
吴茱萸	辛、苦，热；有小毒。归肝、脾、胃、肾经	散寒止痛降逆止呕助阳止泻	1. 厥阴头痛，寒疝腹痛，寒湿脚气，经行腹痛 2. 脘腹胀痛，呕吐吞酸 3. 五更泄	煎服，2~5g；外用适量	不宜多用、久服；阴虚有热者忌用；孕妇慎用
丁香	辛，温。归脾、胃、肺、肾经	温中降逆补肾助阳	1. 脾胃虚寒，呃逆呕吐，食少吐泻 2. 心腹冷痛 3. 肾虚阳痿，宫冷	煎服，1~3g；或研末外敷	不宜与郁金同用
陈皮	辛、苦，温。归脾、肺经	理气健脾燥湿化痰	1. 脘腹胀满，食少吐泻 2. 呕吐，呕逆 3. 湿痰寒痰，咳嗽痰多 4. 胸痹	煎服，3~10g	内有实热、舌赤少津者慎用
青皮	苦、辛，温。归肝、胆、胃经	疏肝破气消积化滞	1. 肝郁气滞，胸胁胀痛，疝气疼痛，乳癖乳痈 2. 食积气滞，脘腹胀痛 3. 癥瘕积聚，久疟癖块	煎服，3~10；醋炙用增强疏肝止痛之力	气虚者慎用
枳实	苦、辛、酸，微寒。归脾、胃经	破气消积化痰散痞	1. 积滞内停，痞满胀痛，泻痢后重，大便不通 2. 痰阻气滞，胸痹，结胸 3. 脏器下垂	煎服，3~10g；炒后性较平和	孕妇慎用
木香	辛、苦，温。归脾、胃、大肠、三焦、胆经	行气止痛健脾消食	1. 脾胃气滞，脘腹胀痛，食积不消，不思饮食 2. 泻痢后重 3. 胸胁胀痛，黄疸，疝气疼痛	煎服，3~6g；生用行气力强，煨用实肠止泻	阴虚火旺者慎用
乌药	辛，温。归肺、脾、肾、膀胱经	行气止痛温肾散寒	1. 寒凝气滞，胸腹胀痛，气逆喘急，疝气疼痛，经寒腹痛 2. 膀胱虚冷，遗尿尿频	煎服，6~10g	
香附	辛、微苦、微甘，平。归肝、脾、三焦经	疏肝解郁理气宽中调经止痛	1. 肝郁气滞，胸胁胀痛，疝气疼痛 2. 月经不调，经闭痛经，乳房胀痛 3. 脾胃气滞，脘腹痞闷，胀满疼痛	煎服，6~10g；醋炙增强疏肝止痛作用	

续表

药名	性味归经	功效	主治	用法用量	使用注意
佛手	辛、苦、酸，温。归肝、脾、胃、肺经	疏肝理气 和胃止痛 燥湿化痰	1. 肝胃气滞，胸胁胀痛 2. 脾胃气滞，胃脘痞满，食少呕吐 3 咳嗽痰多	煎服，3～10g	
山楂	酸、甘，微温。归脾、胃、肝经	消食健胃 行气散瘀 化浊降脂	1. 肉食积滞，胃脘胀满 2. 泻痢腹痛，疝气疼痛 3. 血瘀经闭，产后瘀阻，心腹刺痛，胸痹心痛 4. 高脂血症	煎服，9～12g；生山楂、炒山楂偏于消食散瘀，焦山楂消食导滞作用强，用于肉食积滞、泻痢不爽	脾胃虚弱而无积滞、胃酸分泌过多者慎用
六神曲	甘、辛，温。归脾、胃经	消食和胃	饮食积滞	煎服，6～15g；消食宜炒焦用	
麦芽	甘，平。归脾、胃、肝经	行气消食 健脾开胃 回乳消胀	1. 食积不化，脘腹胀满，脾虚食少 2. 乳汁郁积，乳房胀痛，妇女断乳 3. 肝郁胁痛，肝胃气痛	煎服，10～15g，回乳炒用60g；生麦芽健脾和胃，疏肝行气，用于脾虚食少、乳汁郁积；炒麦芽行气消食回乳，用于食积不消、妇女断乳；焦麦芽消食化滞，用于食积不消、脘腹胀痛	哺乳期妇女不宜用
稻芽	甘，温。归脾、胃经	消食和中 健脾开胃	1. 食积不消，腹胀口臭 2. 脾胃虚弱，不饥食少	煎服，9～15g	
莱菔子	辛、甘，平。归肺、脾、胃经	消食除胀 降气化痰	1. 饮食停滞，脘腹胀痛，大便秘结，积滞泻痢 2. 痰壅喘咳	煎服，5～12g	气虚及无食积、痰滞者慎用；不宜与人参同用
槟榔	苦、辛，温。归胃、大肠经	杀虫 消积 行气 利水 截疟	1. 绦虫病，蛔虫病，姜片虫病，虫积腹痛 2. 积滞泻痢，里急后重 3. 水肿，脚气肿痛 4. 疟疾	煎服，3～10g；驱虫30～60g；焦槟榔消食导滞，用于食积不消、泻痢后重	脾虚便溏、气虚下陷者忌用；孕妇慎用
大蓟	甘、苦，凉。归心、肝经	凉血止血 散瘀解毒 消痈	1. 衄血，吐血，尿血，便血，崩漏，外伤出血 2. 痈肿疮毒	煎服，9～15g，鲜品可用30～60g；外用适量，捣敷患处	
槐花	苦，微寒。归肝、大肠经	凉血止血 清肝泻火	1. 便血，痔血，血痢，崩漏，吐血，衄血 2. 肝热目赤，头痛眩晕	煎服，5～10g；外用适量；止血多炒用，清热泻火宜生用	脾胃虚寒及阴虚发热而无实火者慎用
侧柏叶	苦、涩，寒。归肺、肝、脾经	凉血止血 化痰止咳 生发乌发	1. 吐血，衄血，咯血，便血，崩漏下血 2. 肺热咳嗽 3. 血热脱发，须发早白	煎服，6～12g；外用适量；止血多炒炭用，化痰止咳宜生用	

续表

药名	性味归经	功效	主治	用法用量	使用注意
白茅根	甘，寒。归肺、胃、膀胱经	凉血止血清热利尿	1.血热出血，衄血，尿血 2.热病烦渴，肺热咳嗽，胃热呕吐 3.湿热黄疸，水肿尿少，热淋涩痛	煎服，9～10g，鲜品加倍；止血多炒炭用，清热利尿宜生用	
三七	甘、微苦，温。归肝、胃经	散瘀止血消肿定痛	1.咯血，吐血，衄血，便血，崩漏，外伤出血 2.胸腹刺痛，跌仆肿痛	煎服，3～9g；研末吞服，每次1～3g；外用适量	孕妇慎用
白及	苦、甘、涩，微寒。归肺、胃、肝经	收敛止血消肿生肌	1.咯血，吐血，外伤出血 2.疮疡肿毒，皮肤皲裂，烧烫伤	煎服，6～15g；研末吞服3～6g；外用适量；	不宜与川乌、草乌、附子同用
仙鹤草	苦、涩，平。归心、肝经	收敛止血截疟止痢解毒补虚	1.咯血，吐血，崩漏下血 2.疟疾寒热 3.血痢，久泻久痢 4.痈肿疮毒 5.阴痒带下 6.脱力劳伤	煎服，6～12g；外用适量	
川芎	辛，温。归肝、胆、心包经	活血行气祛风止痛	1.血瘀气滞，胸痹心痛，胸胁刺痛，跌仆肿痛，月经不调，经闭痛经，癥瘕腹痛 2.头痛，风湿痹痛	煎服，3～10g	阴虚火旺、舌红口干，多汗，月经过多及出血性疾病不宜使用
延胡索	辛、苦。温肝、脾经	活血行气止痛	气血瘀滞，胸胁、脘腹疼痛，胸痹心痛，经闭痛经，产后瘀阻，跌仆肿痛	煎服，3～10g；研末服，每次1.5～3g；醋制可加强止痛之功	
郁金	辛、苦，寒。归肝、胆、心、肺经	活血止痛行气解郁清心凉血利胆退黄	1.气滞血瘀，胸胁刺痛，胸痹心痛，月经不调，经闭痛经，乳房胀痛 2.热病神昏，癫病发狂 3.血热吐衄，妇女倒经 4.黄疸尿赤，胆胀胁痛	煎服，3～10g	不宜与丁香、母丁香同用
丹参	苦，微寒。归心、肝经	活血祛瘀通经止痛清心除烦凉血消痈	1.瘀血阻滞之月经不调，痛经经闭，产后腹痛 2.血瘀胸痹心痛，脘腹胁痛，癥瘕积聚，跌打损伤，热痹疼痛 3.疮痈肿痛 4.心烦不眠	煎服，10～15g；活血化瘀宜酒炙用	不宜与藜芦同用

药名	性味归经	功效	主治	用法用量	使用注意
桃仁	苦、甘，平。归心、肝、大肠经	活血祛瘀润肠通便止咳平喘	1. 瘀血阻滞之经闭痛经，产后腹痛，癥瘕痞块，跌仆损伤 2. 肺痈，肠痈 3. 肠燥便秘 4. 咳嗽气喘	煎服，5～10g	孕妇及便溏者慎用
红花	辛，温。归心、肝经	活血通经散瘀止痛	1. 瘀血阻滞之经闭，痛经，恶露不行 2. 瘀滞腹痛，胸痹心痛，胸胁刺痛，癥瘕痞块 3. 跌仆损伤，疮疡肿痛 4. 热郁血瘀，斑疹色暗	煎服，3～10g	孕妇慎用；有出血倾向者不宜多用
益母草	苦、辛，微寒。归肝、心包、膀胱经	活血调经利尿消肿清热解毒	1. 瘀滞月经不调，痛经经闭，恶露不尽 2. 水肿尿少 3. 跌打损伤，疮痈肿毒	煎服，9～30g；鲜品12～40g	孕妇慎用
牛膝	苦、甘、酸，平。归肝、肾经	逐瘀通经补肝肾强筋骨利尿通淋引血下行	1. 瘀血阻滞之经闭，痛经，胞衣不下 2. 跌仆伤痛 3. 腰膝酸痛，筋骨无力 4. 淋证，水肿，小便不利 5. 吐血，衄血，牙痛，口疮，头痛，眩晕	煎服，5～12g	孕妇慎用
鸡血藤	苦、甘，温。归肝、肾经	活血补血调经止痛舒筋活络	1. 月经不调，痛经，闭经 2. 风湿痹痛，肢体麻木，血虚萎黄	煎服，9～15g	
莪术	辛、苦，温。归肝、脾经	破血行气消积止痛	1. 癥瘕痞块，瘀血经闭，胸痹心痛 2. 食积气滞，脘腹胀痛	煎服，6～9g；醋制后可加强祛瘀止痛作用	孕妇及月经过多者禁用
三棱	苦、辛，平。归肝、脾经	破血行气消积止痛	1. 癥瘕痞块，瘀血经闭，胸痹心痛 2. 食积气滞，脘腹胀痛	煎服，5～10g；醋制后可加强祛瘀止痛作用	孕妇及月经过多者禁用；不宜与芒硝、玄明粉同用
半夏	辛，温；有毒。归脾、胃、肺经	燥湿化痰降逆止呕消痞散结	1. 湿痰寒痰，咳喘痰多，痰饮眩悸，风痰眩晕，痰厥头痛 2. 呕吐反胃 3. 胸脘痞闷，梅核气 4. 瘿瘤肿毒，瘰疬痰核，毒蛇咬伤	内服一般炮制后用，3～9g；外用适量，磨汁涂或研末以酒调敷患处	阴虚燥咳、血证、热痰、燥痰慎用；不宜与川乌、草乌、附子同用；生品内服宜慎用

续表

药名	性味归经	功效	主治	用法用量	使用注意
旋覆花	苦、辛、咸，微温。归肺、脾、胃、大肠经	降气消痰行水止呕	1. 风寒咳嗽，痰饮蓄结，胸膈痞闷，喘咳痰多 2. 呕吐噫气，心下痞硬	煎服，3～9g，包煎	阴虚劳嗽、肺燥咳嗽者慎用
川贝母	苦、甘、微寒。归肺、心经	清热润肺化痰止咳散结消痈	1. 肺热燥咳，干咳少痰，阴虚劳嗽，痰中带血 2. 瘰疬，乳痈，肺痈	煎服，3～10g；研粉冲服，每次1～2g	不宜与川乌、草乌、附子同用
浙贝母	苦，寒。归肺、心经	清热化痰止咳解毒散结消痈	1. 风热咳嗽，痰火咳嗽 2. 瘰疬，瘿瘤，疮毒，肺痈，乳痈	煎服，5～10g	不宜与川乌、草乌、附子同用
瓜蒌	甘、微苦，寒。归肺、胃、大肠经	清热涤痰宽胸散结润燥滑肠	1. 肺热咳嗽，痰浊黄稠 2. 胸痹心痛，结胸痞满 3. 肺痈，肠痈，乳痈 4. 大便秘结	煎服，9～15g	不宜与川乌、草乌、附子同用
桔梗	苦、辛，平。归肺经	宣肺祛痰利咽排脓	1. 咳嗽痰多，胸闷不畅 2. 咽痛音哑 3. 肺痈吐脓	煎服，3～10g	性升散，气机上逆、呕吐、呛咳、眩晕、阴虚火旺咳血等不宜用；用量过大易致恶心呕吐
苦杏仁	苦，微温；有小毒。归肺、大肠经	降气止咳平喘润肠通便	1. 咳嗽气喘，胸满痰多 2. 肠燥便秘	煎服，5～10g，生品入煎剂宜后下	内服不宜过量，以免中毒；大便溏泻者慎用；婴儿慎用
紫苏子	辛，温。归肺、大肠经	降气化痰止咳平喘润肠通便	1. 痰壅气逆，咳嗽气喘 2. 肠燥便秘	煎服，3～10g	脾虚便溏者慎用
百部	甘，苦，微温。归肺经	清肺下气止咳杀虫灭虱	1. 新久咳嗽，肺痨咳嗽，顿咳 2. 头虱，体虱，蛲虫，蛲虫病，阴痒	煎服，3～9g；外用适量，水煎或酒浸；久咳虚嗽宜炙用，杀虫灭虱宜生用	
款冬花	辛，微苦，温。归肺经	润肺下气止咳化痰	新久咳嗽，喘咳痰多，劳嗽咳血	煎服，5～10g；外感暴咳宜生用，内伤久咳蜜炙用	
枇杷叶	苦，微寒。归肺、胃经	清肺止咳降逆止呕	1. 肺热咳嗽，气逆喘急 2. 胃热呕逆，烦热口渴	煎服，6～10g；止咳宜炙用，止呕宜生用	

药名	性味归经	功效	主治	用法用量	使用注意
桑白皮	甘，寒。归肺经	泻肺平喘利水消肿	1.肺热喘咳 2.水肿胀满尿少，面目肌肤浮肿	煎服，6~12g；泻肺利水、平肝清火宜生用；肺虚咳喘宜蜜炙用	
葶苈子	辛、苦，大寒。归肺、膀胱经	泻肺平喘行水消肿	1痰涎壅肺，喘咳痰多，胸胁胀满，不得平卧 2.水肿，胸腹积水，小便不利	煎服，3~10g，包煎	
白果	甘、苦、涩，平；有毒。归肺、肾经	敛肺定喘止带缩尿	1.喘咳痰多 2.带下白浊，遗尿尿频	煎服，5~10g	生食有毒，不可多用，小儿尤当注意
磁石	咸，寒。归心、肝、肾经	镇惊安神平肝潜阳聪耳明目纳气平喘	1.惊悸，失眠 2.肝阳上亢，头晕目眩 3.视物昏花，耳鸣耳聋 4.肾虚气喘	煎服，9~30g，先煎；镇静安神、平肝潜阳宜生用，聪耳明目、纳气平喘宜醋淬后用	入丸散不可多服；脾胃虚弱者慎用
酸枣仁	甘、酸，平。归肝、胆、心经	养心补肝宁心安神敛汗生津	1.虚烦不眠，惊悸多梦 2.体虚多汗 3.津伤口渴	煎服，10~15g	
柏子仁	甘，平。归心、肾、大肠经	养心安神润肠通便止汗	1.阴血不足，虚烦失眠，心悸怔忡 2.肠燥便秘 3.阴虚盗汗	煎服，3~10g	本品质润，便溏及多痰者慎用
远志	苦、辛，温。归心、肾、肺经。	安神益智交通心肾祛痰消肿	1.失眠多梦、健忘惊悸、神志恍惚 2.咳痰不爽 3.疮疡肿毒，乳房肿痛	煎服，3~10g	胃溃疡及胃炎者慎用
首乌藤	甘，平。归心、肝经	养血安神祛风通络	1.失眠多梦 2.血虚身痛，风湿痹痛 3.皮肤瘙痒	煎服，9~15g；外用适量，煎水洗患处	
石决明	咸，寒。归肝经	平肝潜阳清肝明目	1.肝阳上亢，头痛眩晕 2.目赤翳障，视物昏花，青盲雀目	煎服，6~20g，先煎；平肝、清肝宜生用，外用点眼宜煅用、水飞	本品咸寒，易伤脾胃，故脾胃虚寒，食少便溏者慎用
牡蛎	咸，微寒。归肝、胆、肾经	潜阳补阴重镇安神软坚散结收敛固涩制酸止痛	1.肝阳上亢，眩晕耳鸣 2.惊悸失眠 3.瘰疬痰核，癥瘕痞块 4.自汗盗汗，遗精滑精，崩漏带下 5.胃痛反酸	煎服，9~30g，先煎；潜阳补阴、重镇安神、软坚散结生用，收敛固涩、制酸止痛煅用	

续表

药名	性味归经	功效	主治	用法用量	使用注意
钩藤	甘，凉。归肝、心包经	息风定惊清热平肝	1.肝风内动，惊痫抽搐，高热惊厥 2.头痛眩晕 3.感冒夹惊，小儿惊啼	煎服，3~12g，后下	
天麻	甘，平。归肝经	息风止痉平抑肝阳祛风通络	1.小儿惊风，癫痫抽搐，破伤风 2.肝阳上亢，头痛眩晕 3.手足不遂，肢体麻木，风湿痹痛	煎服，3~10g	
冰片	辛、苦，微寒。归心、脾、肺经	开窍醒神清热止痛	1.热病神昏、痉厥，中风痰厥，气郁暴厥，中恶昏迷 2.胸痹心痛 3.目赤肿痛，口舌生疮，咽喉肿痛，耳道流脓 4.疮疡肿痛，久溃不敛，烧烫伤	0.15~0.3g，入丸散；外用研粉点敷患处	孕妇慎用
石菖蒲	辛、苦，温。归心、胃经	开窍豁痰醒神益智化湿开胃	1.痰蒙清窍，神昏癫痫 2.健忘失眠，耳鸣耳聋 3.脘痞不饥，噤口下痢	煎服，3~10g；外用适量	
党参	甘，平。归脾、肺经	健脾益肺养血生津	1.脾肺气虚，食少倦怠，咳嗽虚喘 2.气血不足，面色萎黄，心悸气短	煎服，9~30g	不宜与藜芦同用
黄芪	甘，微温。归脾、肺经	补气升阳固表止汗利水消肿生津养血行滞通痹托毒排脓敛疮生肌	1.气虚乏力，食少便溏，水肿尿少，中气下陷，久泻脱肛，便血崩漏 2.肺气虚弱，咳喘气短 3.表虚自汗 4.内热消渴 5.血虚萎黄，气血两虚 6.气虚血滞，半身不遂，痹痛麻木 7.气血亏虚，痈疽难溃，久溃不敛	煎服，9~30g；益气补中宜蜜炙用，其他方面多生用	表实邪盛，内有积滞，阴虚阳亢，疮疡初起或溃后热毒尚盛等证均不宜用
白术	甘、苦，温。归脾、胃经	健脾益气燥湿利水止汗安胎	1.脾虚食少，腹胀泄泻，痰饮眩悸，水肿带下 2.气虚自汗 3.脾虚胎动不安	煎服，6~12g；燥湿利水宜生用，补气健脾宜炒用，健脾止泻宜炒焦用	阴虚内热、津液亏耗者不宜使用

续表

药名	性味归经	功效	主治	用法用量	使用注意
山药	甘，平。归脾、肺、肾经	补脾养胃生津润肺补肾涩精	1.脾虚食少，久泻不止，白带过多 2.肺虚喘咳 3.肾虚遗精，带下，尿频 4.虚热消渴	煎服，10~30g；麸炒山药补脾健胃，用于脾虚食少，泄泻便溏，白带过多	湿盛中满或有积滞者不宜使用
甘草	甘，平。归心、肺、脾、胃经	补益脾气清热解毒祛痰止咳缓急止痛调和诸药	1.脾胃虚弱，倦怠乏力 2.心气不足，心悸气短，脉结代 3.痈肿疮毒，咽喉肿痛 4.咳嗽痰多 5.脘腹、四肢挛急头痛 6.缓解药物毒性、烈性	煎服，2~10g；清热解毒宜生用，补中缓急、益气复脉宜蜜炙用	不宜与海藻、甘遂、大戟、芫花同用；本品有助湿壅气之弊，湿盛胀满、水肿者不宜用；大剂量久服可导致水钠潴留，引起浮肿
肉苁蓉	甘、咸，温。归肾、大肠经	补肾阳益精血润肠通便	1.肾阳不足，精血亏虚，阳痿不孕，腰膝酸软，筋骨无力 2.肠燥便秘	煎服，6~10g	阴虚火旺、热结便秘、大便溏泻者不宜服用
补骨脂	辛、苦，温。归肾、脾经	温肾助阳纳气平喘温脾止泻外用消风祛斑	1.肾阳不足，阳痿不孕，腰膝冷痛 2.肾虚遗精滑精，遗尿尿频 3.肾虚作喘 4.脾肾阳虚，五更泄泻 5.白癜风，斑秃	煎服，6~10g；外用20%~30%酊剂涂患处	阴虚火旺及大便秘结者忌服
杜仲	甘，温。归肝、肾经	补肝肾强筋骨安胎	1.肝肾不足，腰膝酸痛，筋骨无力，头晕目眩 2.肝肾亏虚，妊娠漏血，胎动不安	煎服，6~10g	本品为温补之品，阴虚火旺者慎用
当归	甘、辛，温。归肝、心、脾经	补血活血调经止痛润肠通便	1.血虚萎黄，眩晕心悸 2.血虚、血瘀之月经不调，经闭痛经 3.虚寒腹痛，风湿痹痛，跌仆损伤，痈疽疮疡 4.血虚肠燥便秘	煎服，6~12g；酒当归活血通经，用于经闭痛经，风湿痹痛，跌仆损伤	湿盛中满、大便泄泻者忌服
熟地黄	甘，微温。归肝、肾经	补血滋阴益精填髓	1.血虚萎黄，心悸怔忡，月经不调，崩漏下血 2.肝肾阴虚，腰膝酸软，骨蒸潮热，盗汗遗精，内热消渴 3.肝肾不足，精血亏虚，眩晕耳鸣，须发早白	煎服，9~15g	本品性质黏腻，有碍消化，凡气滞痰多、脘腹胀痛、食少便溏者忌服；重用久服宜与陈皮、砂仁等同用，以免黏腻碍胃

续表

药名	性味归经	功效	主治	用法用量	使用注意
白芍	苦、酸，微寒。归肝、脾经	养血调经 敛阴止汗 柔肝止痛 平抑肝阳	1. 血虚萎黄，月经不调 2. 自汗，盗汗 3. 胁痛，腹痛，四肢挛急疼痛 4. 肝阳上亢，头痛眩晕	煎服，6～15g	不宜与藜芦同用；阳衰虚寒之证不宜用
北沙参	甘、微苦，微寒。归肺、胃经	养阴清肺 益胃生津	1. 肺热燥咳，劳嗽痰血 2. 胃阴不足，热病津伤，咽干口渴	煎服，5～12g	不宜与藜芦同用
百合	甘，寒。归肺、心经	养阴润肺 清心安神	1. 阴虚燥咳，劳嗽咳血 2. 虚烦惊悸，失眠多梦，精神恍惚	煎服，6～12g	
麦冬	甘、微苦，微寒。归心、肺、胃经	养阴润肺 益胃生津 清心除烦	1. 肺燥干咳，阴虚劳嗽，喉痹咽痛 2. 胃阴不足，津伤口渴，内热消渴，肠燥便秘 3. 心阴虚及温病热扰心营，心烦失眠	煎服，6～12g	脾胃虚寒、食少便溏，以及外感风寒、痰湿咳嗽者忌服
天冬	甘、苦，寒。归肺、肾经	养阴润燥 清肺生津	1. 肺燥干咳，顿咳痰黏，劳嗽咳血 2. 肾阴亏虚，腰膝酸痛，骨蒸潮热 3. 内热消渴，热病伤津，咽干口渴，肠燥便秘	煎服，6～12g	脾胃虚寒、食少便溏，以及外感风寒、痰湿咳嗽者忌服
女贞子	甘、苦，凉。归肝、肾经	滋补肝肾 明目乌发	肝肾阴虚，眩晕耳鸣，腰膝酸软，须发早白，目黯不明，内热消渴，骨蒸潮热	煎服，6～12g；酒制后增强补肝肾作用	
五味子	酸、甘，温。归肺、心、肾经	收敛固涩 益气生津 补肾宁心	1. 久咳虚喘 2. 梦遗滑精，遗尿尿频 3. 久泻不止 4. 自汗，盗汗 5. 津伤口渴，内热消渴 6. 心悸失眠	煎服，2～6g	凡表邪未解，内有实热，咳嗽初起，麻疹初期，均不宜用
乌梅	酸、涩，平。归肝、脾、肺、大肠经	敛肺 涩肠 生津 安蛔	1. 肺虚久咳 2. 久泻久痢 3. 虚热消渴 4. 蛔厥呕吐腹痛	煎服，6～12g，大剂量可用至30g；外用适量，捣烂或炒炭研末外敷；止血、止泻宜炒炭用	外有表邪或内有实热积滞者均不宜服

续表

药名	性味归经	功效	主治	用法用量	使用注意
肉豆蔻	辛，温。归脾、胃、大肠经	温中行气涩肠止泻	1.脾胃虚寒，久泻不止 2.胃寒气滞，脘腹胀痛，食少呕吐	煎服，3~10g	湿热泻痢者忌用
山茱萸	酸、涩，微温。归肝、肾经	补益肝肾收涩固脱	1.眩晕耳鸣，腰膝酸痛，阳痿 2.遗精滑精，遗尿尿频 3.月经过多，崩漏带下 4.大汗虚脱 5.内热消渴	煎服，6~12g；急救固脱可用至20~30g；	素有湿热而小便淋涩者不宜服用
覆盆子	甘、酸，温。归肝、肾、膀胱经	益肾固精缩尿养肝明目	1.遗精滑精，遗尿尿频，阳痿早泄 2.肝肾不足，目黯昏花	煎服，6~12g	阴虚火旺，膀胱蕴热而小便短涩者忌用
芡实	甘、涩，平。归脾、肾经	益肾固精补脾止泻除湿止带	1.遗精滑精，遗尿尿频 2.脾虚久泻 3.白浊，带下	煎服，9~15g	

实训五　外科手消毒、穿脱无菌手术衣、戴无菌手套 ▷▷▷

项目性质：综合操作训练。

项目学时：4 学时。

目的要求：熟练掌握外科手消毒、穿脱无菌手术衣、戴无菌手套操作。

分组说明：每组 10 人，相互进行操作训练。

教学内容：外科手消毒、穿脱无菌手术衣、戴无菌手套。

教学方式：老师操作示范后，学生独立操作，老师可进行指导及点评。

第一节　外科手消毒

一、肥皂刷手法

1.术者先用普通肥皂进行一般洗手。

2.用消毒毛刷蘸消毒肥皂水刷洗手指尖、手、腕、前臂至肘上 10cm 处，两上肢交替进行刷洗。刷完一次后用清水将肥皂水冲去。共刷洗 3 遍，时间共 10 分钟。冲洗后保持拱手姿势。

3.用无菌小毛巾由手向前臂、肘到上臂顺序擦干，先擦干一侧，翻转手巾再擦另一侧，擦过肘部的毛巾不能再接触手和前臂。

4.将手、前臂到肘上 6cm 处浸泡在 75% 乙醇内，共 5 分钟。

5.手臂浸泡后保持拱手姿势，待其自然干。

二、简易洗手法

1. 术者先用普通肥皂进行一般洗手。

2. 用消毒毛刷蘸洁肤柔洗手液刷洗手指尖、手、腕、前臂至肘上 10cm 处，刷时用相当力量，注意甲缘下及指间部位，保持指尖朝上、肘朝下，两上肢交替进行刷洗，刷完一次后用清水将洁肤柔洗手液冲去，时间 3 分钟。冲洗后保持拱手姿势。

3. 用无菌小毛巾由手向前臂、肘到上臂顺序擦干，先擦干一侧，翻转手中再擦另一侧，擦过肘部的手巾不能再接触手和前臂。

4. 用 3～5mL 洁肤柔消毒凝胶均匀涂于每只手和前臂一遍，双手搓擦至干。

三、注意事项

1. 注意手指甲缘、掌纹处（或指蹼处）的刷洗。

2. 无菌毛刷、无菌小毛巾接触到上臂后，不能再接触手部和前臂。手、前臂浸泡在 75% 乙醇时，注意两臂不能接触桶的边缘。

3. 注意洗手及消毒范围、各步骤所需的时间。

4. 消毒药品的种类很多，如 1:1000 苯扎溴铵、1:2000 氯己定液等。使用这些浸泡液刷手时间可缩短为 5 分钟。浸泡前一定要冲干净手臂上的肥皂水，以免影响杀菌药效。消毒液不能使用超过 4 次。

5. 如果手术完毕，手套未破，连续施行另一台手术时，可不用重新刷手，仅需浸泡 70% 乙醇或 0.1% 苯扎溴铵溶液 5 分钟，也可用碘尔康或灭菌王涂擦手和前臂，或用洁肤柔消毒凝胶涂擦手和前臂一遍，再穿无菌手术衣和戴手套。若前一次手术为污染手术，则连续施行手术前应重新洗手。

第二节　穿脱无菌手术衣、戴无菌手套

一、适应证

所有参加手术的人员在洗手后，都需要穿无菌手术衣和戴无菌手套。

二、准备工作

1. 在穿无菌手术衣与戴无菌手套前，手术人员必须洗手，并经消毒液泡手和晾干。

2. 无菌手术衣包事先由巡回护士打开，无菌手套亦由巡回护士备好。

三、步骤与方法

1. 穿无菌手术衣方法

（1）从已打开的无菌衣包内取出无菌手术衣，在手术间内找一较空旷的地方穿衣。先认准衣领，用双手提起衣领的两角，充分抖开手术衣，注意勿将手术衣外面对着自己。

（2）看准袖筒的入口，将衣服轻轻抛起，双手迅速同时伸入袖筒内，两臂向前平举伸直，此时由巡回护士在后面拉紧衣带，双手即可伸出袖口。

（3）双手在身前交叉提起腰带，由巡回护士在背后接过腰带并协助系好腰带和后面的衣带。

2. 戴无菌手套方法

（1）穿好手术衣后，取出手套包（或盒）内的无菌滑石粉小纸包，将滑石粉撒在手心，然后均匀地抹在手指、手掌和手背上，再取出无菌手套一副。

（2）取无菌手套时只能捏住无菌手套口的翻折部，不能用手接触无菌手套外面。

（3）对好两只无菌手套，使两只手套的拇指对向前方并靠拢。右手提起手套，左手插入手套内，并使各手指尽量深地插入相应指筒末端。再将已戴手套的左手指插入右侧手套口翻折部之下，将右侧手套拿稳，然后再将右手插入右侧手套内，最后将手套套口翻折部翻转包盖于无菌手术衣的袖口上。

（4）用消毒的外用生理盐水，洗净手套外面的滑石粉。

四、注意事项

1. 先穿无菌手术衣，再戴无菌手套。

2. 参加手术前，应用无菌生理盐水冲净手套表面的滑石粉。

3. 未戴无菌手套前，手不能接触手套外面，戴好无菌手套后，手套外面不能接触皮肤。

4. 穿上无菌手术衣、戴上无菌手套后，肩部以下、腰部以上、腋前线前、上下肢为无菌区。如无菌手术衣接触到未消毒的物品，应及时更换。

实训六　手术区皮肤消毒、伤口换药、开放性创口止血法 ▷▷▷▷

项目性质： 综合操作训练。

项目学时： 4 学时。

目的要求： 熟练掌握手术区皮肤消毒、伤口换药、开放性创口止血法操作。

分组说明： 每组 10 人，相互进行操作训练。

教学内容： 手术区皮肤消毒、伤口换药、开放性创口止血法。

教学方式： 老师操作示范后，学生独立操作，老师可进行指导及点评。

第一节　手术区皮肤消毒

一、注意事项

手术区皮肤术前要洗净、剃毛，并用消毒剂涂敷，如皮肤上有较多油脂或胶布粘贴的残迹，可先用汽油或乙醚拭去。消毒范围至少包括手术切口周围 15cm 的皮肤区域。如手术时有延长切口的可能，则应适当扩大消毒范围。

二、消毒原则

由清洁区向相对不洁区消毒。如为清洁手术，消毒液应自手术区中心部（切口处）向四周涂搽；肛门处手术与感染创口的手术，皮肤消毒顺序则与之相反。目前常用 2.5% ～ 3% 碘酒和 70% ～ 75% 酒精消毒手术区的皮肤。即先用碘酒消毒，待碘酒干后再用酒精脱碘。

第二节 伤口换药

一、换药的指征

1. 手术后切口的常规检查。
2. 敷料松脱需要更换。
3. 伤口的渗血、渗液、引流液等浸湿敷料，或大小便及各种消化液污染伤口。
4. 需松动或拔出引流管。
5. 愈合伤口拆线等。

二、换药前的准备

戴好帽子、口罩，洗净双手；必要时先看一次伤口，估计需要多少敷料和何种器械（剪刀、探针等）、药物，一次备妥。

三、遵循无菌操作原则

应先换清洁的伤口，如Ⅰ类切口或拆线等，再换感染伤口，并应每次洗手，以减少交叉感染机会。应准备两把无菌镊，其中一把夹持无菌棉球和敷料，另一把夹持接触伤口的敷料、沾染伤口分泌物的敷料后，不应再接触其他部位，须置于专用的弯盘或碗内。

四、换药步骤

1. 用手将伤口外层敷料揭去，按无菌操作持镊，将覆盖在伤口上的内层敷料轻轻揭去，露出无菌伤口。如遇敷料与伤口因结痂粘连，以等渗盐水棉球将结痂敷料浸湿，使敷料与伤口分离。用75%酒精（或碘伏）棉球先消毒切口部位，再由内向外在伤口周围消毒2次，消毒范围应大于敷料覆盖的范围；需要时拔除引流条，引流口分泌物用干棉球拭净；如为拔除引流管，需以凡士林纱条疏松填塞引流口（胸腔拔管、膀胱造瘘拔管则应按专科要求填塞）。覆盖敷料后用胶布固定或包扎。

2. 有创面者，如创面与里层敷料粘住，应用盐水湿润后再揭除，以免损伤肉芽组织和引起创面出血。观察创面分泌物多少，色泽，有无线头、异物及坏死组织，创面肉芽及创缘表皮生长情况等。用盐水棉球拭净创面周围皮肤上的分泌物，消毒创面周围皮肤 2～3 次。再用盐水棉球蘸吸清除创口内的分泌物。脓液及坏死组织较多或较深的创面，可用等渗盐水或其他消毒溶液，如 0.05% 氯己定溶液、0.1% 依沙吖啶（利凡诺）溶液等冲洗。创口内线头、异物、坏死组织应予清除。

3. 分泌物多的创面，应选用等渗盐水或其他溶液的湿纱布引流和湿敷。绿脓杆菌感染可用 1% 醋酸溶液、2% 苯氧乙醇液；有厌氧菌感染者，用 3% 过氧化氢溶液冲洗等。

4. 经久不愈又较深的创口，应考虑伤腔内有异物（如线头、坏死组织、死骨或清创时未予清除的残留物等）留存，可行扩创、彻底清除，充分引流。

5. 对肉芽生长健康、创面分泌物少的创面，应以凡士林或生肌膏、九华膏、大黄油纱布覆盖创面或引流创腔。水肿明显者，用高渗盐水纱布湿敷。高出周围皮肤或不健康的肉芽组织，可用剪刀剪平，或先用硝酸银棒腐蚀，再用等渗盐水反复轻蘸后以油纱覆盖，加盖敷料，常规固定包扎。

6. 对创缘皮肤已纤维化增厚，影响愈合的伤口，要切（剪）除修剪创缘，以利于伤口愈合。如切口愈合欠佳，宜用碟形胶布将伤口拉拢。

第三节 开放性创口止血法

一、适应证

适用于各种出血情况下的急救止血与包扎。

二、器材准备

消毒钳、持针器、镊子、缝合线、三角针、剪刀、生理盐水、75% 乙醇、双氧水、消毒纱布、棉垫、绷带、三角巾、止血带、无菌纱布、胶布等。

三、操作步骤

1. 伤口处理

（1）清洁创面：暴露患处，去除伤口周围污垢，用生理盐水清洗伤口及周围皮肤。

（2）伤口消毒：用75%乙醇棉球自伤口处向周围消毒，必要时用双氧水反复清洗伤口。

2. 止血

（1）指压止血法：用手指压迫出血血管的近心端，使血管闭合阻断血流，达到止血目的。适用于短时间内控制动脉血流，但因四肢动脉侧支循环较丰富，指压效果有限，因此，应随即采用其他的止血方法。

（2）压迫包扎止血法：一般中小动脉、静脉和毛细血管损伤出血可用此法。将敷料覆盖在伤口上，用三角巾折叠呈带状或用绷带加压包扎。包扎压力适当、均匀，包扎范围要大，以肢体远端浅动脉正常搏动为原则，同时应该抬高伤肢，避免静脉回流受阻，增加伤口出血的现象。

（3）填塞止血法：用消毒纱布、棉垫等敷料堵塞在伤口内压紧，外加大型敷料加压包扎。该法较局限，仅限于腋窝、肩部、大腿根部、臀部等用加压包扎难以止血的部位使用。

（4）屈曲关节止血法：当前臂或小腿出血，并证明无骨关节损伤时使用，可在肘窝或腘窝内放置棉纱垫或绷带卷，将肘关节或膝关节尽可能屈曲固定，用三角巾或绷带固定。

（5）简易绑扎止血法

①勒紧止血法：在四肢伤口上部用绷带或带状布条或三角巾折叠成带状，勒紧伤肢，第一道为衬垫，第二道压在第一道上适当勒紧止血。

②绞棒止血法：紧急情况没有止血带时，用绷带、三角巾、纱布条等便捷材料折叠成带状缠绕肢体一圈，两端拉紧打结，绞棒插在圈内并向上提起，边提边绞紧，直至伤口不出血，最后固定绞棒。

（6）止血带止血法：适用于四肢动脉出血。首先抬高患肢，先在止血带部位用纱布等物衬垫肢体1周，用一手的拇指、食指、中指夹持止血带的头端，另一手拉紧止血带尾端绕肢体2～3周，将橡皮管末端压在紧缠的橡皮管下固定，以阻止动脉血流为度。

实训七　脊柱损伤的现场搬运、长骨骨折现场急救固定 ▷▷▷

项目性质：综合操作训练。

项目学时：4 学时。

目的要求：熟练掌握脊柱损伤的现场搬运、长骨骨折现场急救固定操作。

分组说明：每组 10 人，相互进行操作训练。

教学内容：脊柱损伤的现场搬运、长骨骨折现场急救固定。

教学方式：老师操作示范后，学生独立操作，老师可进行指导及点评。

第一节　脊柱损伤的现场搬运

一、颈椎骨折搬运

应先行颈椎固定后再搬运。颈椎损伤应由专人牵引伤员头部。

二、胸腰椎骨折搬运

应 3～4 人在场时同侧托起伤员的头部、肩背部、腰臀部及两下肢同时搬运，搬运时动作要一致，伤员的胸腰部要垫一薄枕，以保持胸腰椎部位过伸位，平放于硬质担架或硬板上。搬运时整个身体要维持一条线上。常用的搬运方法有滚动法和平托法两种。脊柱损伤时严禁背运和屈曲位搬运。

第二节　长骨骨折现场急救固定

一、肱骨骨折

用一长夹板置于上臂后外侧，另一短夹板放于上臂前内侧，在骨折部位上下两端固定，屈曲肘关节呈90°，用三角巾将上肢悬吊，固定于胸前。紧急情况下，无可用材料，可以将患肢上臂固定于同侧胸廓。

二、前臂骨折

使伤员屈肘呈90°，拇指向上。取两夹板（长度超过肘关节至腕关节）分别置于前臂的曲、伸侧，然后用绷带固定两端，再用三角巾将前臂悬吊于胸前，呈功能位。紧急情况下，也可将前臂固定于前胸壁。

三、大腿骨折

取一长夹板（长度自腋下或腰部至足跟）置于伤腿外侧，另一夹板（长度自大腿根部至足跟）放于伤腿内侧，用绷带或三角巾分5～6段将夹板固定牢。

四、小腿骨折

取长短相等的两块夹板（长度自大腿至足跟）分别置于伤腿内、外侧，用绷带分段将夹板固定。紧急情况下无夹板时，可将伤员双下肢并紧，两脚对齐，然后将健侧肢体与伤肢分段绑扎固定在一起，注意在关节和两小腿之间的空隙处垫以软织物（如纱布、棉絮、手巾或衣物等），以防包扎后骨折部弯曲。

五、注意事项

1.固定骨折部位前如有伤口和出血，应先止血和包扎。如有休克，应先行抗休克。

2.开放性骨折如有骨端刺出皮肤，不可将其送回伤口，以免发生感染。夹板长度须超过骨折的上、下两个关节，骨折部位的上、下两端及上、下两个关节均要固定牢。

3.闭合性骨折固定时，不必脱去患肢的衣裤和鞋袜，以免过多搬动患肢，增加患者痛苦。若患肢肿胀严重，可用剪刀将患者的衣袖和裤筒剪开，减轻压迫。

4.若骨折部位明显畸形，并有穿破软组织，损伤附近重要血管、神经的危险或严重影响搬运时，可适当牵引患肢，使之变直后再行固定。

5.夹板与皮肤间应加棉垫或其他物品，使各部位受压均匀且固定牢靠。尤其在夹板两端，骨隆突部位和悬空部位应有加厚衬垫，防止软组织受压或固定不牢。

6.肢体骨折固定时，须将指（趾）端露出，以观察末梢循环情况，如发现血运不良，应松开重新固定。

实训八　心肺复苏术、简易呼吸器的使用 ▷▷▷▷

项目性质：综合操作训练。

项目学时：4 学时。

目的要求：熟练掌握心肺复苏术、简易呼吸器的使用。

分组说明：每组 10 人，通过模型进行操作训练。

教学内容：心肺复苏术、简易呼吸器的使用。

教学方式：老师在模型上操作示范后，学生独立操作，老师可进行指导及点评。

第一节　心肺复苏术

一、适应证

各种原因所造成的心脏停搏和（或）呼吸停止。

二、器材准备

面罩、呼吸球囊、无菌纱布。

三、操作步骤

1. 病情判断　证实被施救者是否意识丧失，心跳、呼吸停止。其主要特征为瞳孔散大，对光反射消失；股动脉、颈动脉搏动触不到；心音消失；发绀。

2. 体位 将被施救者去枕平卧，安置在平硬的地面上或在其背后垫一块硬板。

3. 胸外心脏按压

（1）按压部位：胸骨上 2/3 与下 1/3 交界处（即乳头连线与胸骨交界处）或剑突上 4～5cm 处。

（2）按压方法：施救者一手的掌根部放在按压部位，另一手掌放在此手掌上，两手平行重叠且手指交叉互握抬起，使手指脱离胸壁；抢救者双臂应绷直，使肩、肘、腕位于同一轴线上，与患者身体平面垂直。利用上半身体重和肩、臂部肌肉力量垂直向下按压，使胸骨下陷至少 5cm（儿童约 5cm，婴儿约 4cm）。按压平稳，每分钟至少 100 次，尽可能减少胸外按压的中断（尽可能将中断控制在 10 秒以内）；保证每次按压后胸廓回弹，下压及向上放松的时间比为 1:1。按压至最低点处，应有一个明显的停顿，不能冲击式的猛压或跳跃式按压；放松时定位的手掌根部不要离开胸骨定位点，但应尽量放松。

4. 开放气道 先检查呼吸道情况，清除呼吸道的分泌物、呕吐物及异物，有义齿者应取出。

（1）仰头抬颌法：如被施救者无明显头、颈部受伤可使用此法。被施救者取仰卧位，施救者位于被施救者一侧，将一只手小鱼际放在被施救者前额用力使头部后仰，另一只手指放在颏下，向上抬颌，使下颌尖、耳垂连线与地面垂直。

（2）托颌法：当高度怀疑被施救者的颈椎受伤时使用。被施救者平卧，施救者位于被施救者头侧，两手拇指置于被施救者口角旁，余四指托住被施救者下颌部位，在保证头部和颈部固定的前提下，用力将被施救者下颌向上抬起，使下齿高于上齿。避免搬运颈部。

5. 人工呼吸

（1）口对口呼吸：施救者用左手按压被施救者前额，拇指和食指捏住被施救者的鼻翼下端；另一只手食指和中指抬起被施救者的下颌，深吸一口气后，张口把被施救者的口完全包住，深而快地向被施救者口内用力吹气，直至被施救者胸廓向上抬起为止；一次吹气完毕后，立即与被施救者口部脱离，轻轻抬起头部吸入新鲜空气，以便下一次人工呼吸，同时使被施救者的口张开，捏鼻的手也应放松，以便被施救者从鼻孔通气，观察被施救者胸廓恢复，并有气流从被施救者口内排出。吹气频率为 12～20 次／分钟，但应与心脏按压成比例。对于成人，按压 - 通气比率（1

或 2 名施救者）为 30∶2；对于儿童及婴儿，按压 – 通气比率为 1 名施救者为 30∶2，两名施救者为 15∶2。

（2）口对鼻呼吸：用于口唇受伤或牙关紧闭者，施救者稍用力抬被施救者下颌，使口闭合，将口罩住被施救者鼻孔，将气体吹入被施救者鼻中。

（3）口对口鼻呼吸：适用于婴幼儿。

（4）通气防护装置呼吸：见"实训八——第二节 简易呼吸器的使用"。

6. 心肺复苏有效指标

（1）颈动脉搏动。

（2）扩大瞳孔再度缩小。

（3）出现自主呼吸。

（4）神志逐渐恢复，角膜反射与对光反射出现。

（5）面色、口唇、指甲及皮肤等色泽再度转红。

第二节　简易呼吸器的使用

一、适应证

各种原因引起的呼吸抑制或停止、现场救护做人工呼吸。

二、器材准备

简易球囊呼吸器、生命体征监测仪。

三、操作步骤

1. 将简易呼吸器连接好，调节氧气流量，将储氧袋中充满氧气。

2. 使被施救者仰卧、放平，操作者站于被施救者头顶后方，检查被施救者是否呼吸道通畅，清除被施救者口腔中的杂物和假牙，并将被施救者的衣扣解开，如盖有被子，需将被子掀开，将胸腔露出，解开裤带。如有枕头将枕头拿开，使被施救者头后仰，拖起下颌，必要时需要置入口腔通气道。

3. 将面罩扣住被施救者口鼻，左手拇指和食指紧紧按住面罩，其余三指紧紧按住被施救者下颌。

4. 右手有规律地挤压球体气囊，将氧气输送到被施救者肺中。成人为 10～15 次 / 分钟，儿童为 14～20 次 / 分钟。

实训九 导尿术、胃管置入术 ▷▷▷▷

项目性质：综合操作训练。

项目学时：4学时。

目的要求：熟练掌握导尿术操作。

分组说明：每组10人，通过模型进行操作训练。

教学内容：导尿术、胃管置入术。

教学方式：老师在模型上操作示范后，学生独立操作，老师可进行指导及点评。

第一节 导尿术

一、目的

1. 为尿潴留患者引流出尿液，以减轻其痛苦。

2. 协助临床诊断，如测量膀胱容量、压力及检查残余尿量；进行尿道或膀胱造影；留取不受污染的尿标本作细菌培养。

3. 为膀胱肿瘤患者进行膀胱腔内化疗。

二、器材准备

无菌导尿包：导尿管2根、弯盘1个、治疗碗1个、小药杯1个（棉球4个）、洞巾1块、血管钳2把、标本瓶、纱布2块、20mL注射器（内有10mL生理盐水）。

消毒包：治疗碗1个（棉球数个）、弯盘1个、血管钳2把、无菌手套1副。

其他物品：无菌持物钳1个、无菌手套1副、碘伏、橡胶单、治疗巾、便盆。

三、操作步骤

1. 女患者导尿术

（1）操作者着装整齐，洗手，戴口罩。检查所需物品及药品是否在有效期内，包装是否完好，备齐用物后推治疗车至床旁，核对后并向患者解释。关闭门窗，屏风遮挡，必要时调节气温。

（2）嘱患者清洗外阴，不能自理者操作者应给予协助。

（3）协助患者脱去一侧裤腿，盖在近侧腿部，再盖大毛巾或绒毯，另一侧用棉被遮盖，注意保暖，取屈膝仰卧位，两腿略向外展，露出外阴。

（4）铺橡胶单和治疗巾于臀下。打开消毒包，在治疗碗中倒入 0.1% 苯扎溴铵酊（或络合碘），左手戴手套，右手持血管钳夹棉球消毒外阴及尿道口，顺序为阴阜、对侧大阴唇、近侧大阴唇、对侧小阴唇、近侧小阴唇、尿道口、尿道口至肛门。

（5）取下手套，将医疗垃圾放在黄色医用垃圾袋内。

（6）打开无菌导尿包外包装，将导尿包置于患者两腿之间，打开内包装，找出内置 4 个棉球的小药杯，放于包布的外角，倒入 0.1% 苯扎溴铵酊（或络合碘）溶液。

（7）用血管钳取出手套并检查包装是否完整，是否在有效期内，戴好手套。

（8）铺洞巾，使洞巾和导尿包包布连接形成一无菌区，嘱患者勿移动肢体，以免污染无菌区。按操作顺序排列无菌用物。检查尿袋完好性，检查导尿管是否通畅、气囊是否完好。用石蜡油棉球润滑两根导尿管前端，一根及血管钳置于治疗碗内，另一根放于无菌包布上备用。

（9）将弯盘移至近外阴处，左手分开并固定小阴唇，右手持血管钳夹 0.1% 苯扎溴铵酊（或络合碘）棉球再次消毒，顺序为尿道口→对侧小阴唇→近侧小阴唇→尿道口。将用过的血管钳、棉球置弯盘内移至床尾。

（10）左手继续固定小阴唇，右手将盛导尿管的治疗碗置于洞巾口旁，用血管钳持导尿管对准尿道口轻轻插入 4~6cm，见尿液流出再插入 1cm 左右，松开左手，下移固定导尿管，用右手注入 8~10mL 空气于气囊内，轻轻拉取尿管，检查固定情况。将尿液引入无菌治疗碗内或留取中段尿标本。

（11）导尿完毕，拔出导尿管或根据情况留置导尿管。

（12）撤下洞巾，擦净外阴，撤离用物，将消毒棉球和导尿包放于黄色医疗垃圾袋内。协助患者穿衣，整理用物，与患者交流，了解患者对导尿的反应，根据患者具体情况进行健康教育。

（13）洗手并做好记录，将尿标本贴好标签后送检。

2. 男患者导尿术

（1）操作者着装整齐，洗手，戴口罩。检查所需物品及药品是否在有效期内，包装是否完好，备齐用物后推治疗车至床旁，核对后并向患者解释。关闭门窗，屏风遮挡，必要时调节气温。

（2）嘱患者清洗外阴，不能自理者操作者应给予协助。

（3）协助患者脱去一侧裤腿，盖在近侧腿部，再盖大毛巾或绒毯，另一侧用棉被遮盖，注意保暖，取屈膝仰卧位，两腿略向外展，露出外阴。

（4）铺橡胶单和治疗巾于臀下。打开消毒包，在治疗碗中倒入0.1%苯扎溴铵酊（或络合碘），左手戴手套，用无菌纱布裹住阴茎，右手持血管钳夹棉球消毒。消毒顺序为阴阜（横向由远及近、由上至下3次）→阴茎背部（中、近、远）→阴茎腹侧→阴囊（由外向内3次）→尿道口（后推包皮暴露尿道口，自尿道口、龟头、冠状沟螺旋消毒3次）。

（5）取下手套，将医疗垃圾放在黄色医用垃圾袋内。

（6）打开无菌导尿包外包装，将导尿包置于患者两腿之间，打开内包装，找出内置4个棉球的小药杯，放于包布的外角，倒入0.1%苯扎溴铵酊（或络合碘）溶液。

（7）用血管钳取出手套并检查包装是否完整，是否在有效期内，戴好手套。

（8）铺洞巾，使洞巾和导尿包包布连接形成一无菌区，嘱患者勿移动肢体，以免污染无菌区。按操作顺序排列无菌用物。检查尿袋完好性，检查导尿管是否通畅、气囊是否完好。用石蜡油棉球润滑两根导尿管前端，一根及血管钳置于治疗碗内，另一根放于无菌包布上备用。

（9）将弯盘移至近外阴处，左手持纱布提起阴茎暴露尿道口，右手持血管钳夹0.1%苯扎溴铵酊（或络合碘）棉球螺旋消毒尿道口至龟头，再次消毒尿道口至冠状沟3次。将用过的血管钳、棉球置弯盘内移至床尾。

（10）左手将患者阴茎提起，与腹部成60°角以伸直尿道，右手持无菌钳，夹取导尿管前端，缓缓插入患者尿道，插入尿道深度为20~22cm，见尿液流出后再插入 5～7cm，松开左手，下移固定导尿管，用右手注入 8～10mL 空气于气囊内，轻轻拉取尿管，检查固定情况。将尿液引入无菌治疗碗内或留取中段尿标本。

（11）导尿完毕，拔出导尿管或根据情况留置导尿管。

（12）撤下洞巾，擦净外阴，撤离用物，将消毒棉球和导尿包放于黄色医疗垃圾袋内。协助患者穿衣，整理用物，与患者交流，了解患者对导尿的反应，根据患者具体情况进行健康教育。

（13）洗手并做好记录，将尿标本贴好标签后送检。

四、注意事项

1. 用物必须严格消毒灭菌，按无菌技术操作进行，以防尿路感染。

2. 选择光滑、通畅、粗细适宜的导尿管，插管时动作应轻柔，以防损伤尿道黏膜。同时要注意保护患者自尊，耐心解释，操作环境要遮挡。

3. 为女患者导尿时，如误入阴道，应立即更换导尿管重新插入；为男患者插管时，因膀胱颈部肌肉收缩产生阻力，应稍等片刻，嘱患者深呼吸，再缓慢插入。

4. 若膀胱高度充盈且又极度虚弱的患者，第 1 次放尿不应超过 1000mL。

5. 尿培养标本须及时送检。

6. 若尿液引流不畅可用手轻轻按压患者膀胱区以助膀胱排空。

7. 导尿过程中嘱患者勿移动肢体，保持原有的体位以免污染无菌区。

第二节　胃管置入术

一、目的

保证不能经口进食的患者摄入足够热量、营养、水分的食物和药物，以利早日康复。

二、器材准备

治疗盘、棉签、液体石蜡、胶布、别针、听诊器、止血钳、50mL 注射器、胃管、调节夹或橡皮圈、水杯盛温开水适量、弯盘、量杯盛鼻饲液 200mL（温度

38℃～40℃）、无菌鼻饲包（内置治疗巾、治疗碗两个、压舌板、镊子、止血钳、纱布数块）、水温计、无菌手套。

三、操作步骤

1. 准备　操作者着装整齐，洗手，戴口罩，备齐用物至床旁，核对后并向患者解释。有义齿者需取下义齿。

2. 插管

（1）协助患者取半坐卧位或坐位或右侧卧位，将治疗巾围于患者颌下，弯盘置于方便取用处。

（2）检查鼻腔，选择通畅一侧并清洁，戴手套。

（3）测量胃管应插入的长度，并作好标记。测量方法有两种：一种是从前额发际至胸骨剑突的距离；另一种是由鼻尖至耳垂再到胸骨剑突的距离。用有液体石蜡的纱布润滑胃管前段。

（4）一手持纱布托住胃管，一手持镊子夹住胃管，沿一侧鼻孔稍向上平行再向后下缓慢插入，至咽喉部（10～15cm）时，嘱患者做吞咽动作，顺势将胃管插至预定长度。

（5）确定胃管位置，通常有三种方法：一是抽取胃液法，这是确定胃管是否在胃内最可靠的方法；二是听气过水声法，即将听诊器置患者胃区，快速经胃管向胃内注入10mL的空气，听到气过水声；三是将胃管末端置于盛水的治疗碗内，无气泡逸出。确认胃管入胃内后，脱去手套，用胶布将胃管固定于鼻翼及颊部。

（6）将注射器与胃管末端连接后抽吸，见有胃液抽出，再注入少量温开水，最后缓慢灌注鼻饲液。鼻饲完毕后，再次注入少量温开水（不少于10mL）。

（7）将胃管末端反折，用纱布包好，关闭调节夹，用别针固定于枕旁或患者衣领处。

（8）协助患者清洁口腔、鼻孔，嘱患者维持原卧位20～30分钟。整理用物，清洗消毒后备用，洗手并记录。

3. 拔管

（1）置弯盘于患者颌下，将胃管开口端夹紧放入弯盘内，揭去胶布。

（2）用纱布包裹近鼻孔处胃管，嘱患者深呼吸，在患者呼气时拔管，并边拔管边用纱布擦拭胃管，到咽喉处快速拔出，将胃管放入弯盘中并移至患者视线以外。

（3）清洁患者口腔、鼻腔及面部，擦去胶布痕迹，帮助患者漱口，取舒适体位，整理用物，洗手并记录。

四、注意事项

1. 插胃管前，医患间要进行有效的沟通，使患者有安全感并取得合作。

2. 插管的操作方法正确、动作轻柔，避免引起黏膜损伤出血及其他并发症。

3. 插管时，若出现剧烈恶心、呕吐，可暂停插入，嘱患者作深呼吸动作；如患者出现咳嗽、呼吸困难、发绀等现象，表明胃管插入气管，应立即拔出，休息后再重新插入。

4. 昏迷患者插管前应先撤去患者枕头，头向后仰，当胃管插入 10～15cm 时，将患者头部托起，使下颌靠近胸骨柄，缓缓插入胃管至预定长度。

5. 每次灌注鼻饲液前应检查胃管是否在胃内，且鼻饲量不超过 200mL，间隔时间不少于 2 小时。鼻饲药物要研碎并溶解后再灌入。

6. 每次抽吸鼻饲液时，应将胃管末端反折。

7. 长期鼻饲者，每天进行两次口腔护理，胃管每周更换，晚上最后一次灌注食物后拔出，第二天清晨从另侧鼻孔插入。

8. 食管梗阻，食管静脉曲张的患者禁用鼻饲法。

实训十　胸腔穿刺术、腹腔穿刺术 ▷▷▷▷

项目性质：综合操作训练。

项目学时：4 学时。

目的要求：熟练掌握胸腔穿刺术、腹腔穿刺术操作。

分组说明：每组 10 人，通过模型进行操作训练。

教学内容：胸腔穿刺术、腹腔穿刺术。

教学方式：老师在模型上操作示范后，学生独立操作，老师可进行指导及点评。

第一节　胸腔穿刺术

一、适应证

1. 外伤性血气胸。

2. 诊断性穿刺。

3. 胸腔积液。

二、禁忌证

1. 病情垂危者。

2. 有严重出血倾血者，大咯血者。

3. 严重肺结核及肺气肿者。

三、器材准备

无菌手套、口罩、帽子、胸腔穿刺包、消毒包（内有消毒缸、碘伏棉球、纱布、镊子、洞巾等）、5mL 和 50mL 注射器及针头、2% 利多卡因，无菌试管数个（留送常规、生化、细菌、病理标本等，必要时加抗凝剂）、靠背椅等。

四、操作步骤

1. 操作者着装整齐，洗手，戴口罩。检查所需物品是否在有效期内，包装是否完好，备齐用物后推治疗车至床旁，核对后并向患者解释。

2. 患者取坐位面向椅背，两前臂置于椅背上，前额伏于前臂，自然呼吸。卧床者可取半坐位，患侧前臂上举抱于枕部。

3. 穿刺部位宜取实音处。一般在肩胛角下第 7 ~ 8 肋间或腋中线第 5 ~ 6 肋间穿刺。包裹性积液者，应根据叩诊实音区、X 线或超声波检查定位穿刺。

4. 打开消毒包，将碘伏棉球倒入消毒缸内。左手持无菌镊子夹起消毒缸中的碘伏棉球，传递给右手中的无菌镊子（两把镊子不能相碰）。以穿刺点为圆心，右手持镊子夹棉球由内向外无间隙画圆形擦拭消毒，消毒范围直径不小于 15cm，共消毒 2 ~ 3 次。消毒后的棉球放入第 2 个空消毒碗中。

5. 术者打开穿刺包，戴无菌手套，覆盖无菌洞巾。

6. 助手协助术者消毒安瓿，打开麻药，术者抽取麻药。选择下一肋骨的上缘为穿刺点，用 2% 利多卡因局部麻醉，先注射皮下出现皮肤橘皮样皮丘改变，然后自皮至胸膜层进行逐次麻醉。注意边进针边回抽，以避免针头误入血管。

7. 穿刺前关闭三通针，先将胶皮管用止血钳夹住，然后进行穿刺。以左手食指与中指固定穿刺部位的皮肤，右手持穿刺针在局部麻醉部位缓缓刺入，当针锋抵抗感突然消失时，表明已穿入胸膜腔。助手用止血钳协助固定穿刺针，以防刺入过深损伤肺组织。穿刺针可应用三通穿刺针或较粗的长针后接胶皮管，穿入胸膜腔后再转动三通活栓使其与外界相通，或松开胶皮管止血钳，抽取胸腔积液。

8. 抽液结束后用止血钳夹闭橡皮管拔出穿刺针，覆盖无菌纱布，稍用力压迫片刻，用胶布固定。

9. 撤下洞巾，将消毒棉球和穿刺包放于黄色医疗垃圾袋内。协助患者穿衣，整理用物，与患者交流，如无异常情况，送患者回病房，嘱患者卧床休息，观察术后反应。

10. 洗手并做好记录，将标本贴好标签后送检。

五、注意事项

1. 吸液体时不可过快、过多，第一次抽吸液量不超过 700mL，以后每次一般不超过 1000mL。

2. 局部麻醉应充分，固定好穿刺针，避免刺破肺组织。夹紧乳胶管避免气体进入胸腔。

3. 穿刺过程中患者出现头晕、面色苍白、出汗、心悸、气短时，立即停止操作并给予适当处理。

4. 抽液后患者应卧床休息，必要时复查胸片，观察有无气胸并发症。

第二节　腹腔穿刺术

一、目的

1. 明确腹腔积液的性质，找出病原，协助诊断。

2. 减轻患者腹腔内的压力，缓解症状，减少静脉回流阻力，改善血液循环。

3. 向腹膜腔内注入药物。

4. 可以行人工气腹作为诊断和治疗的手段。

5. 施行腹水浓缩回输术。

6. 诊断性（如腹部创伤时）或治疗性（如重症急性胰腺炎时）腹腔灌洗。

二、适应证

1. 腹水原因不明，或疑有内出血者。

2. 大量腹水引起难以忍受的呼吸困难及腹胀者。

3. 需腹腔内注药或腹水浓缩再输入者。

三、禁忌证

1. 广泛腹膜粘连者。

2. 有肝性脑病先兆、包虫病及巨大卵巢囊肿者。

3. 大量腹水伴有严重电解质紊乱者禁忌大量放腹水。

4. 精神异常或不能配合者。

5. 妊娠。

四、器材准备

无菌手套、口罩、帽子、腹腔穿刺包、消毒包（内有消毒缸、碘伏棉球、纱布、镊子、洞巾等）、5mL 和 20mL 注射器及针头、2% 利多卡因、腹腔内注射所需药品、无菌试管数个（留取常规、生化、细菌、病理标本）、多头腹带、靠背椅等。

五、操作步骤

1. 操作者着装整齐，洗手，戴口罩。检查所需物品是否在有效期内，包装是否完好，备齐用物后推治疗车至床旁，核对后并向患者解释。

2. 术前嘱患者排尿，以防刺伤膀胱。

3. 测血压、脉搏、量腹围、检查腹部体征。

4. 扶患者坐在靠椅上，或平卧、半卧。

5. 选择适宜穿刺点，一般常选于左下腹部脐与髂前上棘连线中外 1/3 交点处，也有取脐与耻骨联合中点上 1cm，偏左或右 1.5cm 处，或侧卧位脐水平线与腋前线或腋中线的交点。对少量或包裹性腹水，常须 B 超指导下定位穿刺。

6. 穿刺部位常规消毒，消毒 2 次，范围以穿刺点为中心的直径 15cm，第 2 次的消毒范围不要超越第 1 次的范围。

7. 术者打开穿刺包，戴无菌手套，覆盖无菌洞巾。

8. 助手协助术者消毒安瓿，打开麻药，术者抽取麻药。用 2% 利多卡因局部麻醉，先注射皮下出现皮肤橘皮样皮丘改变，然后自皮至腹膜层进行逐次麻醉。注意边进针边回抽，以避免针头误入血管。

9. 术者左手固定穿刺处皮肤，右手持针经麻醉路径逐步刺入腹壁，待感到针尖抵抗突然消失时，表示针尖已穿过腹膜壁层，即可抽取和引流腹水。诊断性穿刺可直接用 20mL 或 50mL 注射器和 7 号针尖进行穿刺。大量放液时可用针尾连接橡皮管的 8 号或 9 号针头，助手用消毒血管钳固定针尖并夹持橡皮管（一次性腹穿包的橡皮管末端带有夹子，可代替止血钳来夹持橡皮管）。在放腹水时若流出不畅，可将穿刺针稍作移动或变换体位。当患者腹水量大，腹压高时，应采取移行进针的方法（皮肤与腹膜的穿刺点不在同一直线上）。

10. 置腹水于消毒试管中以备作检验用（抽取的第 1 管液体应该舍弃，不用）。

11. 放液结束后拔出穿刺针，盖上消毒纱布，并用腹带将腹部包扎，如遇穿刺孔继续有腹水渗漏时，可用蝶形胶布或涂上火棉胶封闭。

12. 测量患者血压、脉搏，测量腹围。撤下洞巾，将消毒棉球和穿刺包放于黄色医疗垃圾袋内。协助患者穿衣，整理用物，与患者交流，如无异常情况，送患者回病房，嘱患者卧床休息，观察术后反应。

13. 洗手并做好记录，将标本贴好标签后送检。

六、注意事项

1. 术中密切观察患者，如有头晕、心悸、恶心、气短、脉搏增快及面色苍白等，应立即停止操作，并进行适当处理。

2. 放液不宜过快、过多，初次放腹水者，一般不要超过 3000mL，并在 2 小时以上的时间内缓慢放出，放液过程中要注意腹水的颜色变化。

3. 术后卧床休息 24 小时，以免引起穿刺伤口腹水外渗，并使穿刺孔位于上方。

4. 注意无菌操作，以防止腹腔感染。

5. 腹水为血性者于取得标本后，应停止抽吸或放液。

实训十一　全身体格检查 ▷▷▷

项目性质： 综合操作训练。

项目学时： 12 学时。

目的要求： 熟练掌握全身体格检查操作。

分组说明： 每组两人，相互进行操作训练。

教学内容： 一般检查，颈部检查，胸廓、胸壁与乳房检查，肺和胸膜检查，心脏检查，腹部检查，脊柱与四肢检查，神经系统检查。

教学方式： 老师操作示范后，学生互相操作训练，老师可进行指导及点评。

第一节　一般检查

一、全身状态检查

（一）体温

测量体温通常使用的方法有 3 种：口测法、肛测法、腋测法。

（二）脉搏

检查时将一手食指、中指、无名指并拢，将其指腹平放于桡动脉近手腕处，以适当压力触摸桡动脉搏动至少 30 秒，并计算出每分钟搏动次数，记录脉率、脉律、紧张度与动脉壁的弹性强弱。

（三）呼吸

观察并记录呼吸的频率及节律。

（四）血压

1. 测量方法 被检者裸露右上臂并外展 45°，肘部置于与右心房同一水平。将袖带紧贴缚于上臂，袖带下缘距肘窝横纹约 2.5cm，松紧适宜。检查者先于肘窝处触及肱动脉搏动，再将听诊器体件置于肱动脉上（体件不应塞于袖带内），轻压听诊器体件。旋紧与袖带相连的橡皮球充气旋钮，然后用橡皮球将空气打入袖带，充气过程中应同时听诊肱动脉搏动音，观察汞柱上升高度。待动脉音消失，再将汞柱升高 30mmHg 后，松开充气旋钮使气囊缓慢（2~6mmHg/s）放气，获取舒张压读数后快速放气至零。测压时双眼平视汞柱凸面的垂直高度，当听到第 1 个声音时所示的压力值为收缩压，声音消失时血压计上所示的压力值是舒张压。相隔 1~2 分钟重复测量，取 2 次读数的平均值记录。首诊时要测量双上臂血压，以后通常测量较高读数一侧。血压测量完成后将袖带解下、排气，并平整地放入血压计盒内，向右侧倾斜血压计汞柱约 45°，使玻璃管中水银完全进入水银槽后，关闭汞柱开关和血压计。

2. 血压变异的临床意义

（1）高血压：采用标准测量方法，至少 3 次非同日血压值达到或超过 140/90mmHg，或仅舒张压达到标准，即可认为有高血压，如果仅收缩压达到标准，则称为收缩期高血压。高血压绝大多数是原发性高血压，约 5% 继发于其他疾病，称为继发性高血压。

（2）低血压：血压低于 90/60mmHg 时称低血压。见于休克、心肌梗死、急性心脏压塞等。

（3）脉压改变：当脉压＞40mmHg 时称为脉压增大，见于甲状腺功能亢进、主动脉瓣关闭不全等；若脉压＜30mmHg 时，称为脉压减小，可见于主动脉瓣狭窄、心包积液及严重衰竭患者。

（五）发育与体型

1. 无力型 亦称瘦长型，表现为体高肌瘦、颈细长、肩窄下垂、胸廓扁平、腹上角小于90°。

2.正力型 亦称匀称型，表现为身体各个部分结构匀称适中，腹上角90°左右，见于多数正常成人。

3.超力型 亦称矮胖型，表现为体格粗壮、颈粗短、面红、肩宽平、胸围大、腹上角常大于90°。

（六）营养状况

营养状态是根据皮肤、毛发、皮下脂肪、肌肉的发育情况综合判断的，临床上习用良好、中等、不良3个等级来描述。

1.良好 黏膜红润，皮肤光泽、弹性良好，皮下脂肪丰满而有弹性，肌肉结实，指甲，毛发润泽，肋间隙及锁骨上窝深浅适中，肩胛部和股部肌肉丰满，精神饱满。

2.不良 黏膜干燥，皮肤弹性减低，皮下脂肪菲薄，肌肉松弛无力，指甲粗糙无光泽，毛发稀疏，肋间隙、锁骨上窝凹陷，肩胛部和髂骨嶙峋突出，精神萎靡。

3.中等 介于良好与不良之间。

临床上常见的营养异常状态有营养不良和肥胖。

（七）意识状态

1.嗜睡 患者呈病理性持续睡眠状态，经刺激可唤醒，醒后能回答问题，能配合体格检查。刺激停止后又复入睡。

2.昏睡 须强烈刺激方能唤醒，但很快又入睡。醒时回答问题含混不清或答非所问，昏睡时随意运动明显减少或消失，但生理反射存在。

3.昏迷 根据昏迷的程度可分为浅昏迷、中度昏迷和深昏迷。

4.意识模糊 患者虽然保持简单的精神活动，但对周围事物的刺激判断能力下降，出现定向力障碍，常伴有错觉和幻觉，思维不连贯。

（1）浅昏迷：患者随意运动丧失，对周围事物及声、光刺激无反应，对疼痛刺激有反应，但不能唤醒。吞咽反射、咳嗽反射、角膜反射、瞳孔对光反射存在，眼球能转动。

（2）中度昏迷：对周围刺激无反应，防御反射、角膜反射减弱，瞳孔对光反射迟钝，眼球无转动。

（3）深昏迷：对一切刺激均无反应，全身肌肉松弛，深浅反射、吞咽反射及咳嗽反射均消失。

5. 谵妄　特点为意识模糊，定向力丧失，伴有错觉和幻觉，烦躁不安，言语紊乱。可见于急性感染的发热期、颠茄类药物中毒、肝性脑病及中枢神经系统疾病等。

（八）面容与表情

1. 急性（热）病容　面色潮红，兴奋不安，鼻翼扇动，口唇疱疹，表情痛苦。多见于急性感染性疾病，如肺炎球菌肺炎、疟疾、流行性脑脊髓膜炎等。

2. 慢性病容　面容憔悴，面色晦暗或苍白无华，目光无神，表情抑郁。常见于慢性消耗性病，如恶性肿瘤、肝硬化等。

3. 甲状腺功能亢进面容　眼裂增大，眼球凸出，目光闪烁，呈惊恐貌，兴奋不安，烦躁易怒。见于甲状腺功能亢进症。

4. 黏液性水肿面容　面色苍白，颜面浮肿，睑厚面宽，目光呆滞，反应迟钝，毛发稀疏。见于甲状腺功能减退症。

5. 二尖瓣面容　面色晦暗，双颊紫红，口唇轻度发绀。见于风湿性心瓣膜病二尖瓣狭窄。

6. 肝病面容　面颊瘦削，面色灰褐，额部、鼻背、双颊有褐色色素沉着。见于慢性肝脏疾病。

7. 肾病面容　面色苍白，眼睑、颜面浮肿，舌质淡，边缘有齿痕。见于慢性肾脏疾病。

8. 伤寒面容　表情淡漠，反应迟钝，呈无欲状态。见于伤寒。

9. 苦笑面容　牙关紧闭，面肌痉挛，呈苦笑状。见于破伤风。

10. 满月面容　面圆如满月，皮肤发红，常伴痤疮和小须。见于库欣综合征及长期应用肾上腺皮质激素的患者。

11. 肢端肥大症面容　头颅增大，面部变长，下颌增大、向前突出，眉弓及两颧隆起，唇舌肥厚，耳鼻增大。见于肢端肥大症。

（九）体位

1. 自主体位　身体活动自如，不受限制。见于正常人、轻病和疾病早期患者。

2. 被动体位　患者不能自己调整或变换体位。见于极度衰弱或意识丧失的患者。

3. 强迫体位

（1）强迫仰卧位：仰卧，双腿屈曲，以减轻腹部肌肉的紧张。见于急性腹膜炎等。

（2）强迫俯卧位：俯卧位可减轻脊背肌肉的紧张程度。见于脊柱疾病。

（3）强迫侧卧位：一侧胸膜炎及大量胸腔积液者多卧于患侧，一侧肺或一侧主支气管疾病者侧卧于健侧。

（4）强迫坐位：又称端坐呼吸，患者坐于床沿，两手置于膝盖或床边。见于心肺功能不全的患者。

（5）强迫蹲位：患者于步行不远或其他活动的进程中，因感到呼吸困难和心悸而采取蹲踞体位或膝胸位以缓解症状。见于发绀型先天性心脏病患者。

（6）强迫停立位：步行时心前区疼痛突然发作，患者被迫立刻站立，并以手按抚心前区，待稍缓解后，才离开原位。见于心绞痛。

（7）辗转体位：腹痛发作时，患者辗转反侧，坐卧不安。见于胆石症、胆道蛔虫症、肾绞痛等。

（8）角弓反张位：因颈及脊背肌肉强直，致使患者头向后仰，胸腹前凸，背过伸，躯干呈弓形。见于破伤风、脑炎及小儿脑膜炎。

（十）步态

1. 偏瘫步态　瘫痪侧上肢内收、旋前，指、肘、腕关节屈曲，无正常摆动；下肢伸直并外旋，举步时将患侧骨盆抬高以提起瘫痪侧下肢，然后以髋关节为中心，脚尖拖地，向外画半个圆圈跨前一步。多见于急性脑血管疾病的后遗症。

2. 蹒跚步态　走路时身体左右摇摆似鸭行。常见于佝偻病、大骨节病等。

3. 醉酒步态　行走时躯干重心不稳，步态紊乱不准确如醉酒状。见于小脑疾患、乙醇中毒等。

4. 慌张步态　起步后小步急速趋行，身体前倾，有难以止步之势。见于震颤性麻痹患者。

5. 跨阈步态　因踝部肌腱、肌肉弛缓，患足下垂，行走时必须高抬下肢才能起步。见于腓总神经麻痹。

6. 剪刀步态　由于两下肢肌张力增高，尤以伸肌及内收肌张力增高明显，因此移步时下肢内收过度，两腿交叉呈剪刀状。见于脑性瘫痪与截瘫患者。

二、皮肤检查

（一）皮肤弹性

检查时常取手背或前臂内侧部位，用拇指和食指将皮肤捏起，正常人于松手后皮肤褶皱迅速平复。

（二）皮肤颜色

1. 苍白　常见于贫血、寒冷、惊恐、休克、虚脱以及主动脉瓣关闭不全等。

2. 发红　病理情况下可见于发热性疾病，如肺炎链球菌肺炎、肺结核、猩红热、阿托品及一氧化碳中毒等，皮肤持久性发红可见于库欣综合征及真性红细胞增多症。

3. 发绀　可见于心肺疾病、亚硝酸盐中毒等。

4. 黄染　主要见于黄疸，见于胆道阻塞、肝细胞损害或溶血性疾病。

5. 色素沉着　慢性肾上腺皮质功能减退、肝硬化、肝癌晚期、肢端肥大症等。

6. 色素脱失　白癜风、黏膜白斑、白化病。

（三）出汗

出汗过多见于风湿病、结核病和布氏杆菌病等。夜间睡后出汗为盗汗，是结核病的重要征象。手脚皮肤发凉而大汗淋漓，称为冷汗，见于休克和虚脱患者。无汗见于维生素 A 缺乏、硬皮病、脱水等。

（四）皮疹

检查时应注意皮疹出现与消失的时间、发展顺序、分布部位、形状及大小、颜色、压之是否褪色、平坦或隆起、有无瘙痒和脱屑等。

1. 斑疹　局部皮肤发红，不高出皮肤。

2. 玫瑰疹　鲜红色圆形斑疹，直径 2~3mm，由病灶周围的血管扩张形成，压之褪色，松开时又复现。多见于胸腹部。

3. 丘疹　直径小于 1cm，除局部颜色改变外还隆起皮面，为局限、充实的浅表损害。

4. 斑丘疹　在丘疹周围合并皮肤发红的底盘。

5. 荨麻疹　又称风团块，为边缘清楚的红色或苍白色的瘙痒性皮肤损害。出现得快，消退也快，消退后不留痕迹。

（五）皮下出血

常见于造血系统疾病、重症感染、某些血管损害性疾病以及毒物或药物中毒等。

1. 瘀点　出血面直径小于 2mm。

2. 紫癜　出血面直径 3 ~ 5mm。

3. 瘀斑　出血面直径超过 5mm。

4. 血肿　片状出血并伴有皮肤显著隆起。

（六）蜘蛛痣

皮肤小动脉末端分支性血管扩张所形成的血管痣，多出现在上腔静脉分布的区域内，如面、颈、手背、上臂、前臂、上胸和肩部等处。检查者若压迫蜘蛛痣中心，其辐射状小血管网即褪色或消失，压力去除则又出现。慢性肝病患者的大小鱼际处，皮肤常发红，加压后褪色，称为肝掌。一般认为，蜘蛛痣和肝掌的发生与体内雌激素水平升高有关。

（七）水肿

1. 凹陷性水肿　手指按压后凹陷不能很快恢复者。

2. 非凹陷性水肿　指压后无组织凹陷，常见于黏液性水肿和象皮肿。

三、淋巴结检查

一般体格检查只能检查身体各部表浅的淋巴结。这些淋巴结平时很小，直径多为 0.2 ~ 0.5cm，质地柔软，表面光滑，与毗邻组织无粘连，不易触及，亦无压痛。

（一）检查方法

1. 视诊

2. 触诊

（1）顺序：耳前、耳后、乳突区、枕骨下区、颌下、颏下、颈后三角、颈前三角、锁骨上窝、腋窝、滑车上、腹股沟、腘窝。腋窝淋巴结按尖群、中央群、胸肌群、肩胛下群、外侧群顺序检查。

（2）内容：部位、大小、数目、质地、移动度，表面是否光滑，有无粘连，局部皮肤有无红肿、压痛和波动、瘢痕、瘘管等。

（3）方法：单手或双手由浅入深进行滑动触诊。检查者将食、中、无名三指并拢，指腹平放于被检查部位的皮肤上滑动触诊。

（二）浅表淋巴结肿大的临床意义

1. 局限性淋巴结肿大

（1）非特异性淋巴炎。

（2）淋巴结结核。

（3）转移性淋巴结肿大。

2. 全身性淋巴结肿大

（1）传染性单核细胞增多症。

（2）淋巴细胞白血病。

（3）淋巴瘤。

（4）系统性红斑狼疮。

第二节　头颈部检查

一、头部检查

（一）眼

1. 眼睑

（1）眼睑下垂：双侧眼睑下垂见于重症肌无力和先天性上睑下垂；单侧眼睑下垂见于蛛网膜下腔出血、脑脓肿、白喉、脑炎、外伤等引起的动眼神经麻痹。

（2）眼睑水肿：常见于肾炎、慢性肝病、营养不良、贫血、血管神经性水肿等。

（3）眼睑内翻：常见于睑结膜瘢痕形成或沙眼。

（4）眼睑闭合障碍：双侧眼睑闭合障碍见于甲状腺功能亢进症；单侧闭合障碍，见于面神经麻痹。

2. 巩膜　正常人巩膜为瓷白色。黄疸时，巩膜黄染最为明显。黄疸应与以下情况鉴别：中年以后在内眦部可出现黄色斑块，为脂肪沉着所形成，这种斑块呈不均匀性分布。血液中其他黄色色素增多（如胡萝卜素与阿的平等）。

3. 瞳孔

（1）缩小与扩大：病理性瞳孔缩小见于虹膜炎、中毒（如有机磷类农药中毒）、药物反应（吗啡、毛果芸香碱）等；病理性瞳孔扩大见于外伤、青光眼绝对期、视神经萎缩、阿托品类药物影响、颈交感神经刺激、濒死状态等。

（2）大小不等：正常瞳孔双侧等大、等圆。青光眼或眼内肿瘤可呈椭圆形；虹膜粘连时可见不规则瞳孔；双侧瞳孔不等大提示颅内病变，如脑外伤、脑肿瘤、脑疝等。

（3）对光反射：直接对光反射的检查方法是用手电筒直接照射瞳孔并观察其动态反应；正常情况下，当眼球受到光的刺激后，双侧瞳孔立即缩小，光源离开后，瞳孔迅速复原。间接对光反射的检查方法是用手隔开双眼用手电筒照射一侧瞳孔，正常人一侧受到光的刺激后，另一侧瞳孔也立即缩小。瞳孔对光反射迟钝或消失，见于昏迷患者。

（4）聚合反射：嘱患者注视 1m 以外的目标，然后迅速将目标移至距患者眼球 10～20cm 处。正常人此时可见双侧眼球内聚、瞳孔变小，称为聚合反射。聚合反射消失通常见于动眼神经损害的患者。

（二）口咽及扁桃体

检查时，患者坐位，口张大并发"啊"音，用压舌板在舌的前 2/3 与后 1/3 交界处迅速下压，此时软腭上抬，即可观察口咽部组织。

检查时若发现咽部红肿、分泌物增多，多见于急性咽炎；若咽部充血水肿，表面粗糙，并有淋巴滤泡呈簇状增生，见于慢性咽炎；若扁桃体肿大、充血、或伴有黄白色分泌物或苔片状假膜，为扁桃体炎的表现。

扁桃体肿大一般可分为三度：Ⅰ度肿大不超过咽腭弓，Ⅲ度达到或超过咽后壁中线，Ⅱ度介于两者之间。

（三）鼻窦

1. 上颌窦　医者双手固定于患者的两侧耳后，将拇指分别置于两颧部向后按压，询问有无压痛，并比较两侧压痛有无区别。

2. 额窦　一手扶住患者枕部，用另一手向后上按压眼眶上内侧。或以两手固定头部，双手拇指置于眼眶上内侧向后上按压，询问有无压痛，两侧有无差异。

3. 筛窦　一手扶住患者枕部，另一手则以拇指置于鼻根和眼内角之间用力向筛窦方向按压，询问有无压痛。

二、颈部检查

（一）颈部血管

正常人立位、坐位及半卧位（上半身与水平面呈 45°）时颈静脉不显露，平卧时可稍见充盈。若坐位或半卧位时可见明显颈静脉充盈，称为颈静脉怒张，提示静脉压增高，见于右心功能不全、缩窄性心包炎、心包积液或上腔静脉梗阻。

正常人看不到颈动脉搏动。如在安静状态下出现明显的颈动脉搏动，常见于主动脉瓣关闭不全、甲状腺功能亢进、高血压或严重贫血等心排血量增加或脉压增大的疾病。

（二）甲状腺

1. 甲状腺触诊　受检者取坐位，颈部肌肉放松。触诊时动作轻柔，避免用力过重引起受检者不适。正常甲状腺不易触及，触到肿大时，嘱受检者做吞咽动作，甲状腺可随之上下移动。

（1）从前面触诊：被检者取坐位，检查者面向被检者而立。检查峡部时，用拇指从胸骨上切迹向上滑行触诊。检查侧叶时，一手拇指施压于一侧甲状软骨，将气管推向对侧，另一手食指、中指在对侧胸锁乳突肌后缘向前推挤甲状腺侧叶，拇指在胸锁乳突肌前缘触诊。用同样的方法检查另一叶甲状腺。

（2）从后面触诊：被检者取坐位，检查者站于其身后。检查峡部时，用食指从胸骨上切迹向上滑行触诊。检查侧叶时，双手拇指放在其颈后，一手食指、中指施压于一侧甲状软骨，将气管推向对侧，另一手拇指在对侧胸锁乳突肌后缘向前推挤甲状腺，同时食指、中指在其前缘触摸甲状腺侧叶。用同样的方法检查另一叶甲状腺。

2. 甲状腺肿大的临床意义　甲状腺肿大可分三度：不能看出肿大但能触及者为1度；能看出肿大又能触及，但在胸锁乳突肌以内者为2度；超过胸锁乳突肌外缘者为3度。

（三）气管

检查时，让患者取坐位或仰卧位，医者以食指和无名指分别放于两侧胸锁关节上，将中指置于气管正中，观察中指是否在食指和无名指之间，从而判断气管有无偏移。大量胸腔积液、气胸、纵隔肿瘤以及单侧甲状腺肿大可将气管推向健侧；而肺不张、肺硬化、胸膜粘连可将气管拉向患侧。

主动脉弓主动脉瘤时，随心脏搏动可触及气管向下拽动，称为 Oliver 征。

第三节　胸廓、胸壁与乳房检查

一、胸廓检查

1. 正常胸廓　成人前后径与左右径之比约为 1 ∶ 1.5。

2. 异常胸廓

（1）桶状胸：常见于慢性阻塞性肺气肿及支气管哮喘发作时，也见于一部分老年人及矮胖体型的人。

（2）扁平胸：常见于瘦长体型者，也见于慢性消耗性疾病。

（3）鸡胸：常见于佝偻病。

（4）漏斗胸：常见于佝偻病、胸骨下部长期受压者。

二、胸壁检查

胸壁检查包括胸壁静脉、皮下气肿、胸壁压痛、肋间隙回缩或膨隆。

三、乳房检查

1. 视诊　注意两侧乳房的大小、对称性、外表、乳头状态及有无溢液。

2. 触诊　触及乳房肿块应注意部位、大小、外形、硬度、压痛及活动度。

（1）手法：旋转或来回滑动触诊。

（2）顺序：外上→外下→内下→内上→中央→腋窝、锁骨上下窝处淋巴结。

3. 乳房常见病变的临床表现特点

（1）急性乳腺炎：常见于初产妇，乳房红、肿、热、痛，常局限于单侧乳房的某个象限。触诊局部有硬块，同侧腋窝淋巴结肿大与压痛，伴发热、寒战、出汗等全身中毒症状。

（2）乳癌：肿块形状不规则，表面凹凸不平、边界不清，质硬、无压痛。晚期与皮肤及深部组织粘连，肿块固定，易向腋窝淋巴结转移，可有乳头回缩、血性分泌物及橘皮样改变。

（3）良性肿瘤：一般较小，形状规则，表面光滑，界限清楚，质不硬，无粘连，活动度大。

第四节　肺和胸膜检查

一、视诊

1. 呼吸类型

（1）正常：成年女性以胸式呼吸为主；儿童及成年男性以腹式呼吸为主。

（2）胸式呼吸减弱，腹式呼吸增强：胸部疾病。

（3）腹式呼吸减弱，胸式呼吸增强：腹部疾病。

2. 呼吸频率、深度及节律

（1）正常呼吸频率为 12～20 次 / 分钟，呼吸与脉搏之比为 1:4。

（2）呼吸深度的变化

①呼吸深快：常见于剧烈运动、情绪激动或紧张。

②呼吸深大：常见于严重代谢性酸中毒，称为库斯莫尔呼吸。

③呼吸浅快：常见于肺气肿、胸膜病变、腹部病变等。

（3）呼吸节律变化

①潮式呼吸：呼吸由浅慢逐渐变为深快，然后再由深快转为浅慢，随之出现一段呼吸暂停，如此周而复始。可见于中枢神经系统疾病（脑炎、脑膜炎、颅内压增高、脑干损伤等）、心力衰竭（肺－脑循环时间延长）、缺氧、某些老年人深睡时。

②间歇呼吸：有规律呼吸几次后→突然停止呼吸→间隔一个短期，开始深度相同的呼吸，周而复始，间停较潮式呼吸重。可见于中枢神经系统疾病（脑损伤、脑炎、脑膜炎、颅内压增高等），常为临终前的征兆。

3. 呼吸运动

（1）呼吸运动减弱或消失

一侧：气胸、胸水、显著胸膜增厚及粘连、一侧肺不张。

双侧：肺气肿。

（2）呼吸运动增强

局部或一侧：健侧的代偿性肺气肿。

双侧：酸中毒大呼吸、剧烈运动。

二、触诊

1. 胸廓扩张度

（1）检查方法：检查前胸时，被检查者取坐位或仰卧位，嘱被检者深呼气后屏住呼吸，检查者的左、右拇指展开在胸骨下端前正中线相遇，两手掌及其余四指分开紧贴两侧前下胸壁，然后嘱被检查者做深吸气运动，检查者的手即可感觉到被检查者的胸廓呼吸运动范围及两侧呼吸动度是否对称一致。检查背部时，被检查者取坐位，检查者将两手掌面贴于肩胛下区对称部位，两手拇指在后正中线相遇，其余四指并拢并紧贴在胸廓两侧，同样观察呼吸运动范围及两侧呼吸动度是否对称一致。

（2）临床意义：胸廓扩张度增强或减弱的临床意义与视诊所见相同，但触诊的检查结果更准确。

2. 触觉语颤（语颤）

（1）检查方法：检查者将两手掌或手掌尺侧缘平贴患者胸壁双侧对称部位，嘱被检查者低声拉长发"一"音或重复发"一、二、三"音，检查者手掌在胸壁感觉到的振动。

（2）临床意义：语颤增强可见于肺实变、压迫性肺不张、较浅而大的肺空洞；语颤减弱见于肺泡内含气增多、支气管阻塞、胸壁距肺组织距离加大、体质弱，大量胸腔积液，严重气胸时语颤可消失。

3. 胸膜摩擦感

（1）检查方法：检查者手掌轻贴胸壁，嘱患者反复深呼吸，感觉是否触及皮革相互摩擦的感觉。腋中线第 5～7 肋间隙最易感觉到。

（2）临床意义：可见于胸膜炎症、原发性或继发性胸膜肿瘤、肺部病变累及胸膜、胸膜高度干燥、尿毒症等。

三、叩诊

1. 正常胸部叩诊音

（1）前胸自锁骨上窝到肋下缘，除心肝实音与浊音区、胃泡鼓音区外，均为清音。

（2）背部从肩胛上区到第 9～11 肋下缘，除脊柱部为浊音外都呈清音。

2. 肺部定界叩诊

（1）肺上界：被检查者取坐位，检查者在其背侧，自斜方肌前缘中央开始叩诊，此时为清音，逐渐向外侧叩诊，当清音变为浊音时，用笔做一标记，然后转向内侧叩诊，直到清音转为浊音为止，并再做一标记，测量两者之间的距离。肺上界正常宽度为 4～6cm。

（2）肺下界：沿三线（锁骨中线、腋中线、肩胛线）自上而下进行叩诊。

右侧清音→浊音→实音，浊音变实音时为肺下界，在三线上分别为第 6、8、10 肋骨。左侧除胃泡鼓音区影响外，余同右侧。

（3）肺下界移动度：先按上述方法叩出下界，深吸气后屏气，重新叩出肺下界，再深呼气后屏气叩出肺下界，两界之差即肺下界移动度，正常为 6～8cm。

肺下界移动度减小见于肺气肿、肺不张、胸腔积液、气胸、腹压增高、胸膜粘连等。大量胸腔积液或气胸及胸膜粘连常常叩不出下界移动度。

3. 胸部病理性叩诊音　正常肺清音区如出现浊音、实音、鼓音或过清音为病理叩诊音。

四、听诊

听诊顺序：由肺尖开始，自上而下，由前胸到侧胸、后背，上下、左右对称部位对比。

1. 正常呼吸音

（1）气管呼吸音。

（2）支气管呼吸音：声音似舌抬高张口呼气时发"哈"音。调高、音强，吸气时弱而短，呼气时强而长。正常人在胸骨柄之上。

（3）肺泡呼吸音：似上齿咬下唇吸气时发"夫"音，声音柔和而有吹风性质。吸气时高、长、强，呼气低、短、弱。听诊部位除支气管呼吸音和支气管肺泡呼吸音部位外，其余肺野都能听到。

（4）支气管肺泡呼吸音：吸气音呈肺泡呼吸音的吸气音的性质，但调子较高，响度略强；呼气音呈支气管呼吸音呼气音的性质，但响度略弱，调子略高。听诊部位在胸骨角附近、肩胛间区的第3、4胸椎水平及右肺尖。

2. 病理性呼吸音

（1）病理性肺泡呼吸音

①肺泡呼吸音减弱或消失：呼吸运动障碍、呼吸道阻塞、肺顺应性降低、胸腔内肿物、胸膜疾患、胸壁增厚。

②肺泡呼吸音增强：发热、甲亢、贫血、代谢性酸中毒、一侧代偿。

③呼气音延长：下呼吸道狭窄、肺组织弹性减退。

④断续性呼吸音：局部有小的炎性病灶或小支气管狭窄。

⑤粗糙性呼吸音：小气道黏膜损伤。见于支气管或肺炎的早期。

（2）病理性支气管呼吸音：可见于肺实变、肺空洞（大、浅、靠近气道）、压迫性肺不张。

（3）病理性支气管肺泡呼吸音。

3. 啰音

（1）干啰音

①听诊特点：吸气和呼气都可以听到干啰音，呼气时更清楚；性质、部位和多少易变；调高，每个音响持续时间长；几种不同性质的干啰音可同时存在；发生在主支气管以上的干啰音不用听诊器也能听到，称为喘鸣。

②临床意义：支气管有病变的表现。两肺干啰音见于支气管哮喘、急慢性支气管炎、支气管肺炎、心源性哮喘；局限性干啰音见于支气管局部结核、异物、肿瘤或黏稠分泌物附着。

（2）湿啰音

①听诊特点：吸气和呼气都可以听到湿啰音，吸气末更清楚；常有数个水泡音呈串或断续发生；部位较恒定，性质不容易改变；大、中、小水泡音可并存；咳嗽后水泡音可增多、减少或消失。

②临床意义：肺与支气管有病变。两肺散在水泡音，多为支气管炎、支气管肺炎、血行播散性肺结核、肺水肿；双肺底湿啰音多为肺淤血、支气管肺炎、肺水肿；一侧或局限性湿啰音多为肺炎、肺结核、支气管扩张、肺脓肿、肺癌与肺出血。

（3）捻发音

①听诊特点：极细而均匀一致、高调，似用手指在耳边捻一束头发的声音，仅在吸气末听到。

②临床意义：持续存在，多为肺炎、肺结核早期、肺淤血、纤维性肺泡炎。

4. 听觉语音

（1）检查方法：当被检查者按平时说话的音调数"一、二、三"时，在胸壁上可用听诊器听到柔和而模糊的声音。

（2）临床意义：同触觉语颤。

5. 胸膜摩擦音

（1）听诊特点：呼、吸气均能听到，吸气末或呼气开始时较为明显，屏住呼吸时胸膜摩擦音消失（可与心包摩擦音相区别）。最常见于胸廓下侧沿腋中线处。

（2）临床意义：同胸膜摩擦感。

第五节　心脏检查

一、视诊

1. 心前区胸廓

（1）心前区隆起：部位不同临床意义不同。可见于先天性心脏病法洛四联症、肺动脉瓣狭窄等导致的右心室肥大，儿童期风湿性心瓣膜病二尖瓣狭窄所致的右心室肥大，或伴有大量胸腔积液的儿童慢性心包炎，主动脉弓动脉瘤或升主动脉扩张。

（2）胸廓畸形：先天性心脏病，鸡胸、漏斗胸、脊柱畸形等。

2. 心尖搏动　正常成人心尖搏动位于左侧第 5 肋间锁骨中线内侧 0.5 ~ 1.0cm 处，搏动范围直径 2 ~ 2.5cm。心尖搏动移位常见病理因素见表 11-1。

表 11-1　心尖搏动移位常见病理因素

因素	心尖搏动移位	常见病理因素
心脏因素		
左心室肥大	向左下移位	主动脉瓣关闭不全、高血压性心脏病、左心室室壁瘤
右心室肥大	向左侧移位	二尖瓣狭窄
左、右心室扩大	向左下移位并伴心浊音界两侧扩大	扩张型心肌病
右位心	心尖搏动位于右侧第 5 肋间锁骨中线内侧	先天性右位心
心外因素		
纵隔移位	向患侧移位	一侧胸膜增厚、肺不张
	向健侧移位	一侧胸腔积液、气胸
横膈移位	向左侧移位	大量腹水、气腹

3. 心前区搏动　正常情况下，心前区视诊仅可见到心尖搏动，如可见其他部位与心脏节律一致的搏动，可具有病理意义。

二、触诊

检查方法：检查者先用右手全手掌开始检查，置于心前区，然后逐渐缩小到用手掌尺侧（小鱼际）或食指和中指指腹并拢同时触诊，必要时也可单指指腹触诊。

1. 心尖搏动及心前区搏动　心尖区抬举性搏动是指心尖区徐缓、有力的搏动，可使手指尖端抬起且持续至第二心音开始，与此同时心尖搏动范围也增大，为左室肥厚的体征。胸骨左下缘收缩期抬举性搏动是右心室肥厚的可靠指征。

2. 震颤　震颤为触诊时手掌感到的一种细小震动感，与在猫喉部摸到的呼吸震颤类似，又称猫喘。发现震颤后应首先确定部位及来源，其次确定其处于心动周期中的时相，最后分析其临床意义。震颤可见于某些先天性心血管病或狭窄性瓣膜病变，临床上凡触及震颤均可认为心脏有器质性病变。

3. 心包摩擦感　可在心前区或胸骨左缘第 3、4 肋间触及，以收缩期、前倾体位和呼气末明显。心包摩擦感可见于急性心包炎。

三、叩诊

1. 叩诊方法　受检者取平卧位，检查者以左手中指作为叩诊板指，板指于肋间平行放置，如受检者取坐位时，板指可与肋间垂直。叩诊时，板指平置于心前区拟叩诊的部位，以右手中指借右腕关节活动均匀叩击板指，并且由外向内逐渐移动板指，以听到声音由清音变浊音来确定心浊音界。注意叩诊时板指每次移动距离不宜过大，并在发现声音由清音变浊音时，进一步往返叩诊几次。

2. 叩诊顺序及心界判定　先叩左界，后叩右界；先下后上；先外后内。左侧在心尖搏动外 2～3cm 处开始，由外向内，逐个肋间向上，直至第 2 肋间。右界叩诊先叩出肝上界，然后于其上一肋间由外向内，逐一肋间向上叩诊，直至第 2 肋间。每一肋间叩诊时，由外向内叩诊音由清音变为浊音时，为心脏相对浊音界，继续向内叩诊，由浊音变为实音时，为心脏绝对浊音界。对各肋间叩得的浊音界逐一做出标记，并测量其与胸骨中线间的垂直距离。

3. 相对浊音界　正常成人心脏相对浊音界见表 11-2。

表 11-2　正常成人心脏相对浊音界

右心界（cm）	肋间	左心界（cm）
2～3	Ⅱ	2～3
2～3	Ⅲ	3.5～4.5
3～4	Ⅳ	5～6
	Ⅴ	7～9

注：左锁骨中线距胸骨中线为 8～10cm。

4. 心浊音界改变及其临床意义

（1）心浊音界向左下扩大：左心室肥厚或扩大时呈靴形心，可见于主动脉瓣关闭不全、高血压性心脏病。

（2）心浊音界向左扩大：右心室肥厚或扩大，见于慢性肺心病、二尖瓣狭窄、先天性心脏病房间隔缺损。

（3）心腰部浊音界向左扩大：左心房显著扩大，见于中度以上二尖瓣狭窄。当左房增大伴有肺动脉高压肺动脉扩张时，胸骨左缘第 2、3 肋间心界向左扩大，称为梨形心，多见于二尖瓣狭窄。

（4）心界向两侧扩大：大量心包积液时呈球形心；左、右心室肥厚或扩大时，心浊音界向两侧扩大，且左心界向左下增大，呈普大心，常见于全心衰、心肌炎、扩张型心肌病。

（5）心底部浊音界扩大：多见于升主动脉瘤、纵隔肿瘤、心包大量积液等。

（6）心浊音界向病侧移位：见于肺不张、肺组织纤维化、胸膜粘连增厚及一侧肺叶切除术后。

（7）心浊音界向健侧移位：见于一侧胸腔积液、气胸等。

四、听诊

1. 听诊方法　听诊时，患者多取卧位或坐位，可根据诊断的需要改变体位。暴露患者胸部，不能隔着衣服进行心脏听诊。

2. 心脏瓣膜听诊区

（1）二尖瓣区：位于心尖搏动最强点，又称心尖区。

（2）肺动脉瓣区：在胸骨左缘第 2 肋间。

（3）主动脉瓣区：位于胸骨右缘第 2 肋间。

（4）主动脉瓣第二听诊区：在胸骨左缘第 3 肋间。

（5）三尖瓣区：在胸骨下端左缘，即胸骨左缘第 4、5 肋间。

3. 听诊顺序　通常的听诊顺序可以从心尖区开始，逆时针方向依次听诊：心尖区→肺动脉瓣区→主动脉瓣区→主动脉瓣第二听诊区→三尖瓣区。

4. 听诊内容

（1）心率：心动过速、心动过缓。

（2）心律

①窦性心律不齐

②过早搏动：在窦性心律的基础上，提前出现一次心搏，其后有一较长间歇。多见于器质性心脏病，如冠心病、心肌炎、心脏瓣膜病等。

③心房颤动：心房肌发生每分钟 350～600 次节律绝对不规则的激动。特点是心律绝对不规则，第一心音强弱不等和脉搏短绌。多见于心脏瓣膜病、高血压、高血压合并左心室肥大、心力衰竭、冠心病、甲亢等。

（3）心音：按其在心动周期中出现的先后次序，可依次命名为第一心音（S_1）、第二心音（S_2）、第三心音（S_3）和第四心音（S_4）。心脏听诊最基本的技能是判定第一心音和第二心音。

心音改变及其临床意义：S_1 增强可见于二尖瓣狭窄、高热、贫血、甲亢等；S_1 减弱可见于二尖瓣关闭不全、主动脉瓣关闭不全、心肌梗死、心衰、心肌炎、心肌病等；S_1 强弱不等可见于房颤。S_2 增强可见于高血压、动脉粥样硬化时 A_2 亢进，肺心病、左右分流的先心病、二尖瓣狭窄伴肺动脉高压时 P_2 亢进；S_2 减弱可见于低血压、休克、主动脉瓣或肺动脉瓣狭窄。

S_1 分裂可见于完全性右束支传导阻滞、肺动脉高压；S_2 分裂有生理性分裂、持续性分裂、固定分裂和逆分裂的区分：生理性分裂在深吸气末出现，多见于青少年；持续性分裂的存在不受呼吸时相的影响，但分裂的时间长短受呼吸影响，吸气时分裂变宽，呼气时变窄，见于二尖瓣狭窄伴肺动脉高压、肺动脉瓣狭窄、完全性右束支传导阻滞等，也可见于二尖瓣关闭不全、室间隔缺损等；固定分裂的存在及时间均不受呼吸影响，可见于房间隔缺损；逆分裂吸气时分裂变窄，呼气时变宽，见于完全性左束支传导阻滞、主动脉瓣显著狭窄、重度高血压。

（4）额外心音：在正常 S_1、S_2 之外听到的病理性附加心音，多数为病理性，大部分出现在 S_2 之后即舒张期，与原有的心音 S_1、S_2 构成三音律，如奔马律、开瓣音和心包叩击音等；也可出现在 S_2 之后即收缩期，如收缩期喷射音。少数可出现 2 个附加心音，则构成四音律。

（5）心脏杂音：对于诊断心脏病尤其心脏瓣膜病及某些先心病具有重要价值。一般来说，某瓣膜听诊区最响的杂音来源于该瓣膜的病变。舒张期杂音和连续性杂音均为病理性，收缩期杂音多为功能性的。

心尖区粗糙的吹风样全收缩期杂音提示器质性二尖瓣关闭不全；心尖区舒张中晚期隆隆样杂音是二尖瓣狭窄的特征性杂音；主动脉瓣第二听诊区舒张期叹气样杂音见于主动脉瓣关闭不全；胸骨左缘第2肋间及其附近连续性机器声样杂音见于动脉导管未闭。

收缩期杂音强度一般采用Levine六级分级法。

1级：很轻很弱，占时很短，初次听诊不易察觉，易被忽视，须仔细听诊才能听到。

2级：较易听到的弱杂音，初听时即可察觉。

3级：中等响亮，不太注意听时也可听到。

4级：较响亮，常伴有震颤。

5级：很响亮，震耳，但听诊器稍离胸壁则听不到，伴明显震颤。

6级：极响亮，即使听诊器稍离胸壁也能听到，有强烈震颤。

一般而言，3级及其以上的收缩期杂音多为器质性。

（6）心包摩擦音：音质粗糙、高音调、搔抓样、类似纸张摩擦的声音。在心前区或胸骨左缘第3、4肋间最响亮，坐位前倾及呼气末更明显。多见于各种感染性心包炎，当心包腔有一定积液量后，摩擦音可消失。

第六节　腹部检查

一、视诊

进行腹部视诊时，被检者应采取仰卧位，腹部充分暴露；光线应充足而柔和，最好是自然光线，检查者应站于被检者右侧，按一定的顺序全面视诊，可根据情况采取不同的角度视诊。

1.腹部外形　以仰卧位时前腹壁与剑突和耻骨联合连线平面相比较，基本相平时，称腹部平坦，多见于健康成人；前腹壁高于剑突和耻骨联合连线平面，称腹部饱满，多见于儿童和肥胖者。

（1）腹部膨隆：仰卧位时前腹壁明显高于剑突和耻骨联合连线平面，外形呈凸起状。生理性腹部膨隆见于妊娠、肥胖等；病理性全腹膨隆见于腹内积气、腹腔积液、腹内巨大包块；局部腹部膨隆见于腹腔内脏器的癌肿、腹腔内转移的癌肿、炎性包块、疝等。

（2）腹部凹陷：仰卧位时前腹壁明显低于剑突和耻骨联合连线平面。全腹凹陷见于消瘦和脱水者，严重时呈舟状腹，见于慢性消耗性疾病的晚期（如结核病等）、恶性肿瘤、糖尿病、垂体前叶功能低下、甲状腺功能亢进的晚期等所引起的恶病质。

2. 呼吸运动

（1）正常：儿童和成年男性为腹式呼吸，成年女性为胸式呼吸。

（2）腹式呼吸减弱：急性腹痛、腹膜炎、腹水、腹内巨大肿块或妊娠。

（3）腹式呼吸消失：急性腹膜炎或膈肌麻痹。

（4）腹式呼吸增强：少见，常因肺部或胸膜疾病，胸式呼吸受限所致。

3. 腹壁

（1）腹壁静脉

①正常：不显露。

②异常：门静脉高压形成侧支循环时，门静脉受阻，曲张静脉的血流方向正常；下腔静脉受阻，曲张静脉的血流方向向上；上腔静脉受阻，曲张静脉的血流方向向下。

（2）皮肤改变

①带状疱疹：带状疱疹多局限在一侧的肋间、腹部或腰部，且沿脊神经走行分布。

②腹纹：多分布于下腹部。白色腹纹见于腹水、肥胖、妊娠；紫色腹纹见于肾上腺皮质功能亢进或长期服用肾上腺皮质激素的患者，除出现于下腹部和髂部外，还出现于臀部、股外侧和肩背部。

③疝：任何脏器或组织离开了原来的部位，通过人体正常或不正常的薄弱点、缺损或孔隙进入另一部位，称为疝。脐疝可见于婴幼儿、经产妇、大量腹水的患者；手术瘢痕愈合不良可有切口疝；股疝位于腹股沟韧带的中部，多见于女性；腹股沟疝位于髂窝部，男性腹股沟斜疝可下降至阴囊，直立位或咳嗽用力时明显，平卧位时可缩小或消失。

④胃肠型和蠕动波：胃肠蠕动过程中呈现的波浪式运动称蠕动波，随蠕动波进行观察可以大致看出胃肠的轮廓，称为胃肠型。正常人腹部一般看不到胃肠型和蠕动波，腹壁菲薄或松弛的老年人、经产妇或极度消瘦者可见到，病理性见于胃肠道梗阻。

二、触诊

1. 触诊方法　患者一般取仰卧位，头垫低枕，双手自然平放于躯干两侧，双腿屈曲并稍分开，使腹肌松弛，嘱患者张口缓慢做腹式呼吸，使膈下脏器上下移动以便检查。可根据不同触诊目的变换体位。医者位于患者右侧，面对患者，前臂应与腹部表面在同一水平。指甲剪短，手要温暖，动作轻柔，由浅入深，先从健康部位开始，逐渐移向病痛区。一般自左下腹开始，以逆时针方向顺序对腹部各区仔细进行触诊，边触诊边观察患者的反应与表情，以进行比较。对精神紧张或有痛苦者，可采取边触诊边与患者交谈的方式，转移其注意力，以减少腹肌紧张。

2. 触诊内容

（1）腹壁紧张度：正常人腹壁有一定张力，但触之柔软，较易压陷，称腹壁柔软。

①腹壁紧张度增加：全腹高度紧张常见于急性弥漫性腹膜炎、结核性腹膜炎，局限性腹壁紧张常因该处脏器的炎症累及邻近腹膜而引起。

②腹壁紧张度减低：全腹紧张度减低见于慢性消耗性疾病、体弱的老年人、经产妇及放出大量腹水者，全腹紧张度消失见于脊髓损伤或重症肌无力所致的腹肌瘫痪等。

（2）压痛及反跳痛：触诊时由浅入深进行按压，如发生疼痛称为压痛。检查到压痛后，手指稍停片刻，使压痛感趋于稳定，然后突然将手抬起，此时如果患者感觉腹痛骤然加剧，并伴有痛苦表情，称为反跳痛。反跳痛的出现提示炎症已累及腹膜壁层。腹壁紧张、压痛、反跳痛，称为腹膜刺激征，是急性腹膜炎的重要体征。

（3）液波震颤：检查时患者仰卧，医者用手掌面贴于患者腹壁一侧，以另一手并拢屈曲的四指指端迅速叩击腹壁另一侧，为防止腹壁震动造成的错觉，可让患者将手掌尺侧缘轻压于患者脐部腹中线上，阻止腹壁震动的传导。如腹腔内游离液体达 3000～4000mL，贴于腹壁的手掌可感到液波的冲击。

（4）腹部脏器触诊

①肝脏触诊：可采用单手或双手触诊法。被检者采取仰卧位，双下肢稍屈曲，平静呼吸，检查者位于被检者右侧，右手平放于腹壁上，腕关节自然伸直，手指并拢，食指与中指指端或食指桡侧缘指向肋缘，利用掌指和指指关节的活动由浅入深进行触诊，并慢慢上移，直到触到肝脏边缘。可结合慢而深的腹式呼吸运动，吸气时右手随着腹壁抬高的过程中对腹壁施压，此时随着膈肌下移的肝下缘就可迎触到右手手指；呼气时右手随着腹壁下移的过程中依然对腹壁进行施压，若肝脏肿大，则可触及肝下缘从手下滑过。

双手触诊法可将左手置于被检者后腰部，拇指张开放于右肋部，触诊时左手向上推，使肝下缘紧贴前腹壁下移，并限制右下胸扩张，以增加膈肌下移的幅度，可提高触诊的效果。

应分别于右锁骨中线和前正中线上分别触诊肝右叶和肝左叶。右锁骨中线上的触诊可自髂前上棘水平开始，前正中线上的触诊自脐水平线开始。触到肝脏边缘后，还应向两侧和上面延伸，以了解整个肝下缘和全部肝脏的情况。

触到肿大的肝脏后，应详细体会并描述下列内容：

大小：正常成人的肝脏，一般在肋缘下触不到，但在腹壁松软的瘦人中，于深吸气时可于肋弓下触及肝下缘，多在1cm以内；若在剑突下触及肝下缘，多在3cm以内；2岁以下的儿童肝脏相对较大，较易触到。描述肝脏肿大的程度，一般应分别描述右锁骨中线上肝下缘至肋下缘的距离和前正中线上肝下缘至剑突的距离。同时应叩诊肝上界，排除因肝下移而触及肝下缘的可能。

质地：一般将肝脏的质地分为三级，即质软、质韧和质硬。质软如触口唇和舌体；质韧如触鼻尖；质硬如触前额。正常的肝脏质软；急性肝炎和脂肪肝时质地稍韧；慢性肝炎质韧；肝硬化和肝癌质硬，其中肝癌质地最硬；肝囊肿和脓肿有液体时可有囊性感。

表面形态和边缘：触到肝下缘后，应向两侧和上面延伸，以了解肝边缘的厚薄，是否整齐；肝表面是否光滑，有无结节。正常的肝脏表面光滑，边缘整齐，厚薄一致；脂肪肝或肝淤血时，肝表面光滑，边缘圆钝；肝硬化时，肝表面不光滑，呈较均匀的小结节状，边缘不整且较薄；肝癌、多囊肝时，肝表面呈粗大不均匀的结节状，边缘厚薄也不一致。

压痛：正常的肝脏无压痛，如果肝包膜有炎性反应或因肝脏肿大牵拉肝包膜，则有压痛或触痛。

搏动：正常的肝脏及大多数肝脏肿大一般无搏动。当肿大的肝脏压在腹主动脉上时，肝脏可向前搏动；三尖瓣关闭不全时，肝淤血肿大呈扩张性搏动；右心室增大时可推动肝脏向下搏动。

②脾脏触诊：患者仰卧，双腿稍屈曲，医者左手绕过患者腹部前方，手掌置于患者左腰部第 7～10 肋处，将后胸推向前方并限制胸廓移动。右手掌平放于上腹部，与肋弓呈垂直方向，随患者腹式呼吸运动，由下向上，逐渐移近左肋弓，直到触及脾缘或左肋缘为止。触到脾脏后，除注意大小外，还要注意它的质地、表面情况、有无压痛及摩擦感等。

临床上常将肿大的脾脏分为三度。深吸气时，脾脏在肋下不超过 3cm 为轻度肿大；3cm 至脐水平线为中度肿大；超过脐水平线或前正中线为高度肿大，即巨脾。

③墨菲征：医者以左手掌平放于患者右肋缘部，左手拇指按压右腹直肌外缘与肋弓交界处（胆囊点），让患者缓慢深吸气，如在吸气的过程中因疼痛而突然停止，称为胆囊触痛征，又称为莫菲氏征阳性。

三、叩诊

1.肝脏叩诊　一般沿右锁骨中线、右腋中线和右肩胛线叩诊肝上界。由肺区向下叩向腹部，叩诊力度要适中，当由清音转为浊音时即为肝上界，又称肝相对浊音界。再向下叩 1～2 肋间，则浊音变为实音，为肝绝对浊音界（亦为肺下界）。确定肝下界时，最好由腹部鼓音区沿右锁骨中线或正中线向上叩，由鼓音转为浊音处即是。但因肝下界与胃、结肠等重叠，很难叩准，因此多用触诊或叩听法确定。一般叩得的肝下界比触得的肝下缘高 1～2cm。体形对肝脏的位置有一定的影响，匀称体形者的肝上界在右锁骨中线上一般为第 5 肋间，下界位于右季肋下缘，二者之间的距离为肝浊音区；在右腋中线上，其上界为第 7 肋间、下界相当于第 10 肋骨水平；在右肩胛线上，其上界为第 10 肋间，下界不易叩出。矮胖体型者肝上下界均可高出一个肋间，瘦长体型者则可低一个肋间。

2.肾脏叩诊　主要检查肾脏有无叩击痛。检查时，患者取坐位或侧卧位，医者用左手掌平放于其肋脊角处，右手握拳用由轻到中等力量叩击左手背。

3. 移动性浊音　检查时先让患者仰卧，检查者自腹中部水平面开始向患者左侧叩诊，发现浊音时，扳指固定不动，嘱患者右侧卧，再度叩诊，如呈鼓音，表明浊音移动。可用同样方法叩诊患者对侧腹部。这种因体位不同而出现浊音区变动的现象，称移动性浊音，是发现有无腹腔积液的重要检查方法。当腹腔内游离腹水在1000mL 以上时，即可查出移动性浊音。

四、听诊

1. 肠鸣音　通常以脐周作为听诊点，时间不应少于 1 分钟。如 1 分钟内未闻及肠鸣音，可持续听诊 3～5 分钟。正常人肠鸣音 4～5 次 / 分钟；肠鸣音＞10 次 / 分钟，但音调不特别高亢，称肠鸣音活跃，见于急性肠炎、胃肠大出血、服用泻药；如肠鸣音次数多，且响亮、高亢的金属音，为肠鸣音亢进，见于机械性肠梗阻；肠鸣音明显少于正常或 3～5 分钟才听到 1 次，称肠鸣音减弱，见于老年性便秘、电解质紊乱、胃肠动力低下等。3～5 分钟未听到 1 次，称肠鸣音消失，见于急性腹膜炎、肠麻痹。

2. 振水音　患者仰卧，医者用耳凑近患者上腹部或将听诊器膜形体件放于此处，然后用稍弯曲的手指连续迅速冲击患者上腹部，如听到胃内液体与气体相撞击的声音，称为振水音。见于正常人进食较多的液体时，若空腹或饭后 6～8 小时仍有振水音，见于幽门梗阻或胃扩张。

第七节　脊柱与四肢检查

一、脊柱检查

1. 脊柱弯曲度

（1）检查方法：受检者脱去上衣，取坐位或站立位，上身保持直立，双手自然下垂。先从侧面观察 4 个生理弯曲是否存在，脊柱有无过度的前凸与后凸，再从后面观察脊柱有无侧弯。观察脊柱有无侧弯时，医者用右手拇指沿脊柱棘突以适当的压力自上而下划压，划压后皮肤出现一条红色充血痕，以此痕为标准。

（2）生理弯曲度：正常人直立时，脊柱从侧面观察有 4 个生理弯曲，即颈段稍向前凸，胸段稍向后凸，腰椎明显向前凸，骶椎明显向后凸。正常人脊柱无侧弯。

2. 脊柱活动度

（1）检查方法：嘱被检者放松肌肉，最大限度地做前屈、后伸、侧弯、旋转等动作，观察其脊柱的活动范围。检查颈段活动度时，被检者保持直立位，医者用手固定被检者的双肩；检查腰段活动度时，被检者取立位，髋、膝关节伸直，医者双手固定被检者骨盆。

（2）正常活动度：正常人脊柱有一定活动度，但各部位活动范围不同，颈椎段和腰椎段的活动范围最大，胸椎段活动范围最小，骶椎和尾椎已融合成骨块状，几乎无活动性。

3. 脊柱压痛与叩击痛

（1）压痛：被检者端坐位，身体稍向前倾，医者以右手拇指从枕骨粗隆开始自上而下逐个按压被检者脊椎棘突及椎旁肌肉，了解是否有压痛。

（2）叩击痛：被检者取坐位，头部直立，医者将左手掌置于被检者头顶，掌面向下，右手半握拳，以小鱼际部叩击左手手背，了解被检者有无疼痛。

二、四肢与关节检查

1. 腕

（1）腕垂症：见于桡神经损伤。

（2）猿掌：见于正中神经损伤。

（3）爪形手：见于尺神经损伤，多伴有进行性肌萎缩。

（4）餐叉样畸形：见于 Colles 骨折。

（5）杵状指（趾）：常见于慢性肺脓肿、支气管扩张和支气管肺癌、发绀型先天性心脏病、亚急性感染性心内膜炎等。

（6）匙状甲：见于缺铁性贫血和高原疾病等。

2. 膝

（1）膝外翻、膝内翻：多见于佝偻病、大骨节病。

（2）浮髌试验：被检者取仰卧位，下肢伸直放松，医者左手拇指和其余四指分开分别固定髌骨上极两侧，并加压压迫髌上囊，使关节液集中于髌骨底面，右手食指垂直按压髌骨并迅速松开，按压时髌骨与关节面有触碰感，松手时髌骨浮起，即为浮髌试验阳性。当关节腔积液超过 50mL 时阳性。

（3）拇指指甲滑动试验：医者以拇指指甲背面沿髌骨表面自上而下滑动，如有明显疼痛，提示髌骨骨折。

（4）侧方加压试验：患者取仰卧位，膝关节伸直，医者一手握住踝关节向外侧推抬，另一手置于膝关节外上方向内侧推压，使内侧副韧带紧张度增加，如膝关节内侧疼痛为阳性，提示内侧副韧带损伤，如向相反方向加压，外侧膝关节疼痛，提示外侧副韧带损伤。

第八节　神经系统检查

一、肌力、肌张力检查

1. 肌力

（1）检查方法：检查时令被检者做肢体伸屈旋转动作，医者从相反方向给予阻力，测试被检者对阻力的克服力量，并注意两侧对比。

（2）肌力分级

0 级，完全性瘫痪，无肌肉收缩。

1 级，可见肌肉收缩，但不能产生任何动作。

2 级，肢体可在水平面移动，不能对抗肢体自身重力抬离床面。

3 级，肢体可克服自身重力抬离床面，但不能对抗阻力。

4 级，肢体可克服自身重力抬离床面且能对抗阻力，但弱于健侧。

5 级，正常肌力。

2. 肌张力
持被检者完全放松的肢体，以不同的速度和幅度做各个关节的被动运动，注意所感受到的阻力，并注意两侧对比；触摸肌肉，注意其硬度，以测其肌力。

二、共济运动

1. 指鼻试验
让被检者与医者相距 0.5m，嘱被检者用食指触及医者伸出的食指，再用食指触及自己的鼻尖，先慢后快，先睁眼后闭眼，反复进行，观察动作是否稳准。

2.对指试验　嘱被检者两上肢向外展开，伸直两手食指，由远而近使指尖相碰，先睁眼后闭眼，反复进行，观察动作是否稳准。

3.轮替动作　嘱被检者伸直手掌，做快速旋前、旋后动作，先睁眼后闭眼，反复进行，观察动作是否协调。

4.跟膝胫试验　嘱被检者仰卧，两下肢伸直，先抬起一侧下肢，将足跟放在对侧膝盖下端，并沿胫骨前缘向下移动，先睁眼后闭眼，反复进行，观察动作是否稳准。

5.闭目难立征　嘱被检者两足并拢直立，两臂向前平伸，然后闭眼，视其有无摇晃或倾倒。

三、神经反射

1.浅反射

（1）角膜反射：嘱被检者睁眼，眼睛向内上方注视。医者用细棉絮从外向内轻触角膜外缘。正常反应为被刺激侧眼睑迅速闭合，称为直接角膜反射；刺激后对侧眼睑也闭合，称为间接角膜反射。

（2）腹壁反射：嘱被检者仰卧位，两下肢稍屈曲使腹壁松弛，然后用钝尖物迅速由外向内分别轻划两侧上、中、下腹部皮肤，正常时受刺激部位腹肌收缩。

（3）提睾反射：嘱被检者仰卧位，双下肢伸直，医者用钝尖物从下向上轻划男性大腿内侧上方皮肤，正常时可引起同侧提睾肌收缩，使睾丸上提。

2.深反射

（1）肱二头肌反射：医者以左手托扶被检者屈曲的肘部，将左手拇指置于肱二头肌肌腱上，右手拿叩诊锤叩击左手拇指指甲，正常反应为肱二头肌收缩，前臂快速屈曲。

（2）肱三头肌反射：医者以左手托扶被检者屈曲的肘部，右手拿叩诊锤直接叩击尺骨鹰嘴突上方的肱三头肌肌腱，正常反应为肱三头肌收缩，前臂伸展。

（3）桡骨膜反射：医者以左手托扶被检者腕部，并使腕关节自然下垂，右手拿叩诊锤轻叩桡骨茎突，正常反应为肱桡肌收缩，前臂旋前、屈肘。

（4）膝反射：坐位检查时，被检者小腿完全松弛、下垂，卧位检查时，医者用左手在其腘窝处托起下肢，使髋、膝关节稍屈曲，右手拿叩诊锤敲击髌骨下方的股四头肌肌腱，正常反应为股四头肌收缩，小腿伸展。

（5）跟腱反射：被检者取仰卧位，髋、膝关节稍屈曲，下肢外展、外旋，医者用左手托其足掌，使足呈过伸位，或让被检者跪于床上，下肢膝关节呈直角屈曲，医者右手拿叩诊锤叩击跟腱，正常反应为腓肠肌收缩，足向跖面屈曲。

（6）阵挛

①髌阵挛：嘱被检者仰卧位，下肢伸直，医者用拇指与食指持住髌骨上缘，用力向下快速推动数次，然后保持适度的推力，如股四头肌节律性收缩致使髌骨上下运动，称为髌阵挛。

②踝阵挛：嘱被检者仰卧位，医者一手托住其腘窝，使髋、膝关节稍屈曲，另一手持其足掌前端，迅速用力将足推向背屈，并保持适度的推力，如腓肠肌发生连续性、节律性收缩而使足呈现交替性伸屈运动，称为踝阵挛。

3. 病理反射

（1）巴宾斯基征：被检者仰卧位，下肢伸直。医者以左手持住其踝部，右手用钝尖物由后向前划足底外侧至小趾根部，再转向趾侧。正常表现为足趾向跖面屈曲，如表现为趾背屈，其余四趾呈扇形展开，称巴宾斯基征阳性。

（2）奥本海姆征：医者用拇指及食指沿被检者的胫骨前缘用力由上向下滑压，阳性表现同巴宾斯基征。

（3）戈登征：医者用拇指和其他四指分置于腓肠肌两侧，握捏腓肠肌，阳性表现同巴宾斯基征。

（4）查多克征：医者用钝尖物由后向前划足背外侧至小趾根部，阳性表现同巴宾斯基征。

四、脑膜刺激征

1. 颈强直　嘱被检者取仰卧位，下肢伸直，医者用手托其枕部，做被动屈颈动作以测试其颈肌抵抗力。正常时下颏可接近前胸，颈强直表现为被动屈颈时抵抗力增强，下颏不能贴近前胸，被检者感颈后疼痛。

2. 凯尔尼格征　嘱被检者取仰卧位，先将一腿的髋、膝关节屈成直角，然后医者将其小腿抬高伸膝，正常人膝关节可伸达135°以上。如伸膝受限，达不到135°，并伴有疼痛及屈肌痉挛，为阳性。

3.布鲁津斯基征 嘱被检者取仰卧位，双下肢自然伸直，医者右手置于其胸前，左手托其枕部被动向前屈颈。如有双侧髋、膝关节反射性屈曲，为阳性。

五、拉塞格征

被检者取仰卧位，双下肢伸直，医者左手置于膝关节上，使下肢伸直，右手将下肢向上抬起。正常人可使髋关节屈曲至70°以上，若在30°以下出现屈曲受阻或沿坐骨神经疼痛为阳性。

主要参考书目 ▷▷▷▷

1.李灿东，方朝义.中医诊断学.第 5 版.北京：中国中医药出版社，2021.

2.梁繁荣，王华.针灸学.第 5 版.北京：中国中医药出版社，2021.

3.赵毅，季远.推拿手法学.北京：中国中医药出版社，2016.

4.陈孝平，汪健平，赵继宗.外科学.北京：人民卫生出版社，2018.

5.葛均波，徐永健，王辰.内科学.北京：人民卫生出社，2018.

6.才学红，卢雪峰.诊断学.第 9 版.北京：人民卫生出版社，2018.

7.钟赣生，杨柏灿.中药学.第 5 版.北京：中国中医药出版社，2021.

8.康廷国，闫永红.中药鉴定学.第 5 版.北京：中国中医药出版社，2021.